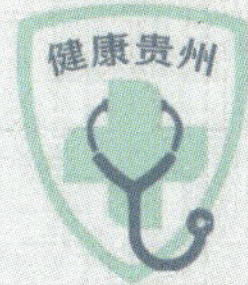

本书获
贵州省卫健委省级重点建设学科“慢性非传染性疾病控制”项目、
贵州省传染病预防与控制人才基地项目资助

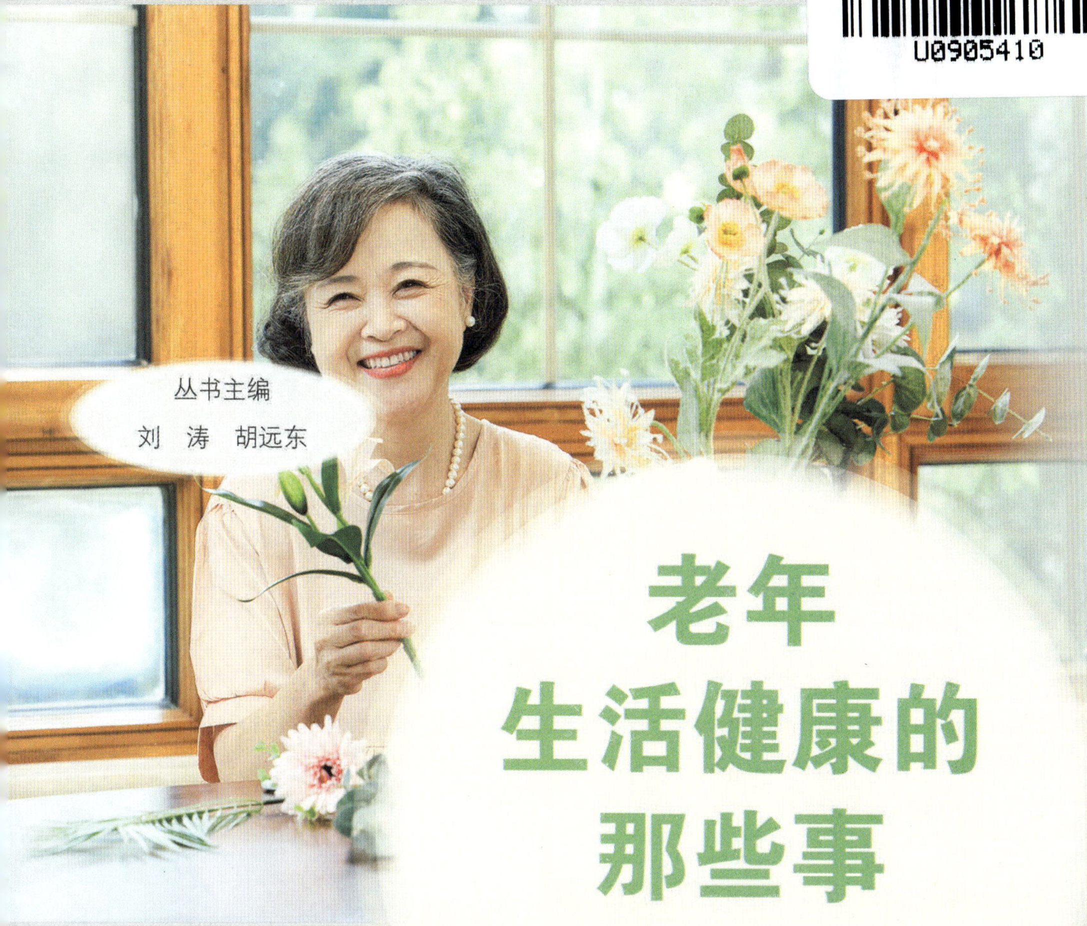

丛书主编
刘 涛 胡远东

老年
生活健康的
那些事

贵州省疾病预防控制中心 编
姚蕴桐 武 琪 胡远东 龙金毓 刘 涛 主编

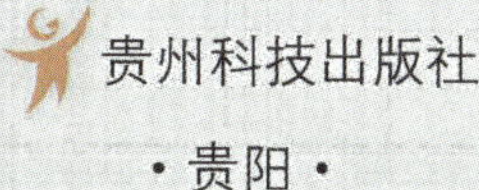

贵州科技出版社
·贵阳·

图书在版编目（CIP）数据

老年生活健康的那些事 / 贵州省疾病预防控制中心编；姚蕴桐等主编. -- 贵阳：贵州科技出版社，2022.10

（“健康贵州”丛书 / 刘涛，胡远东，孟豫筑主编. 第三辑）

ISBN 978-7-5532-1154-1

Ⅰ. ①老… Ⅱ. ①贵… ②姚… Ⅲ. ①老年人—保健—普及读物 Ⅳ. ①R161.7-49

中国版本图书馆 CIP 数据核字（2022）第 236049 号

老年生活健康的那些事

LAONIAN SHENGHUO JIANKANG DE NAXIESHI

出版发行	贵州科技出版社
地　　址	贵阳市观山湖区会展东路 SOHO 区 A 座（邮政编码：550081）
网　　址	http://www.gzstph.com
出 版 人	王立红
经　　销	全国各地新华书店
印　　刷	贵州新华印务有限责任公司
版　　次	2022 年 10 月第 1 版
印　　次	2022 年 10 月第 1 次
字　　数	70 千字
印　　张	6.75
开　　本	710 mm × 1000 mm 1/16
书　　号	ISBN 978-7-5532-1154-1
定　　价	23.00 元

《老年生活健康的那些事》编辑委员会

主　编：**姚蕴桐**　贵州省疾病预防控制中心
武　琪　贵州医科大学附属医院
胡远东　贵州省疾病预防控制中心
龙金毓　贵州健康报社
刘　涛　贵州省疾病预防控制中心

编　委（以姓氏笔画为序）：
龙金毓　贵州健康报社
向　杰　贵州省疾病预防控制中心
刘　涛　贵州省疾病预防控制中心
吴城瀚　贵州省疾病预防控制中心
余昭锐　贵州省疾病预防控制中心
武　琪　贵州医科大学附属医院
胡远东　贵州省疾病预防控制中心
姚蕴桐　贵州省疾病预防控制中心

“健康贵州”丛书编委会

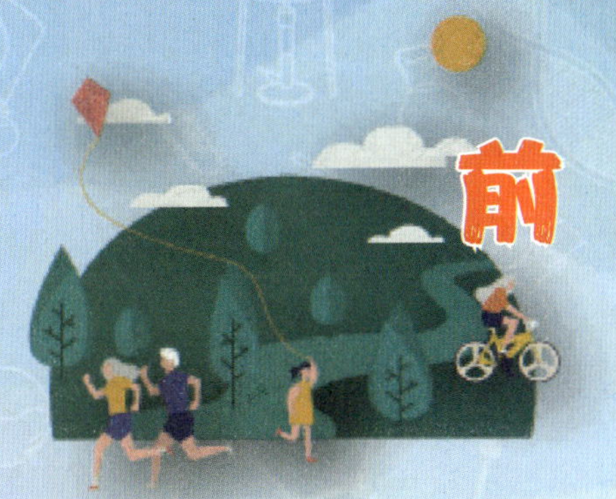

前言

“老骥伏枥，志在千里”出自曹操《步出夏门行·龟虽寿》，意思是年老的千里马躺在马棚里，它的雄心壮志仍然能够驰骋千里。老年人对生活要充满信心，尽量做到心胸开阔、乐观向上，利用自己的知识、经验、技能、智慧等，寻找新的生活乐趣。

随着社会老龄化现象的日益加重，我国的老年人口越来越多，占总人口的比例也越来越高。截至2014年底，我国80岁以上的老年人达2400多万人，失能、半失能老年人近4000万人。2020年发布的第七次全国人口普查数据显示，我国60岁及以上人口为26 402万人，占总人口的18.70%，其中，65岁及以上人口为19 064万人，占总人口13.50%。人口老龄化程度进一步加深。

从生物学上讲，衰老是生物随着时间的推移而出现的自发的必然过程。它是复杂的自然现象，表现为组织结构的退行性变和机能的衰退，以及适应性和免疫力的减退。

人衰老后会出现皮肤松弛、消化功能减退、记忆力下降、激素水平下降、性欲低下、毛发变白、视力下降、骨关节退变、肺活量下降、牙齿易脱落等现象。

《老年生活健康的那些事》深入浅出地介绍了衰老的特征、老年综合评估方法、老年人常见疾病的预防干预措施、老年生活干预及护理方法等老年生活健康相关的知识。本书的出版是贵州省疾病预防控制中心在老年健康科普领域的一次有益尝试。希望本书能够帮助老年读者正确面对衰老，养成健康的生活习惯，掌握应对常见疾病的方法，安度幸福的晚年！

由于编者水平有限，书中难免有所疏漏，恳请广大读者批评指正，以便我们在再版时改正。

编　者

2022 年 6 月

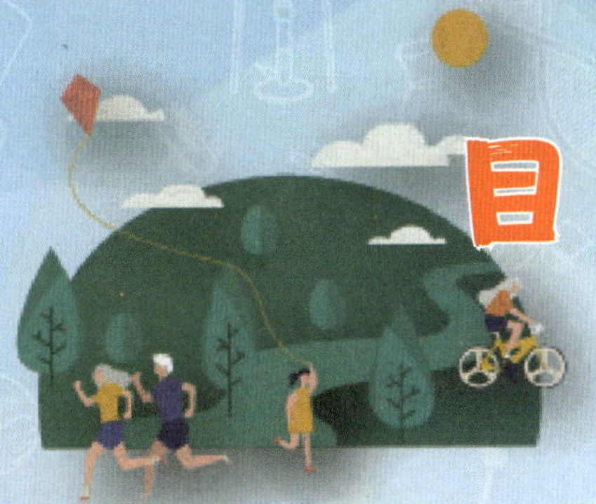

目录

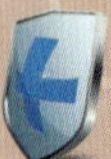

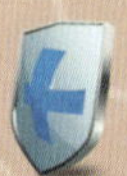

第一章
基础知识

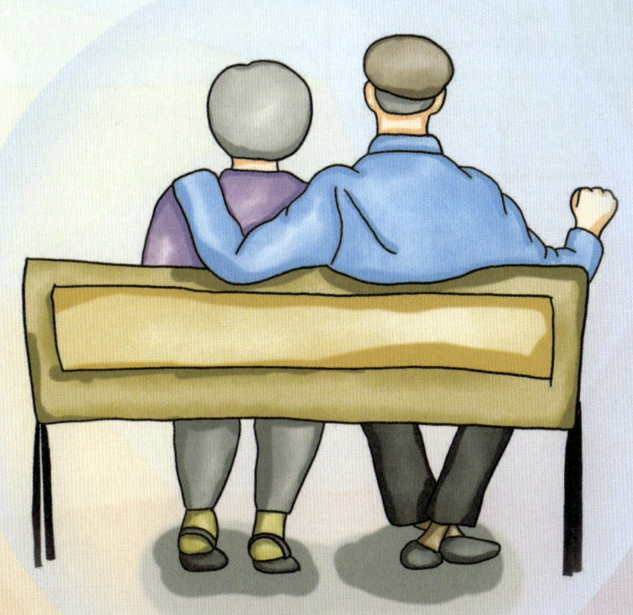

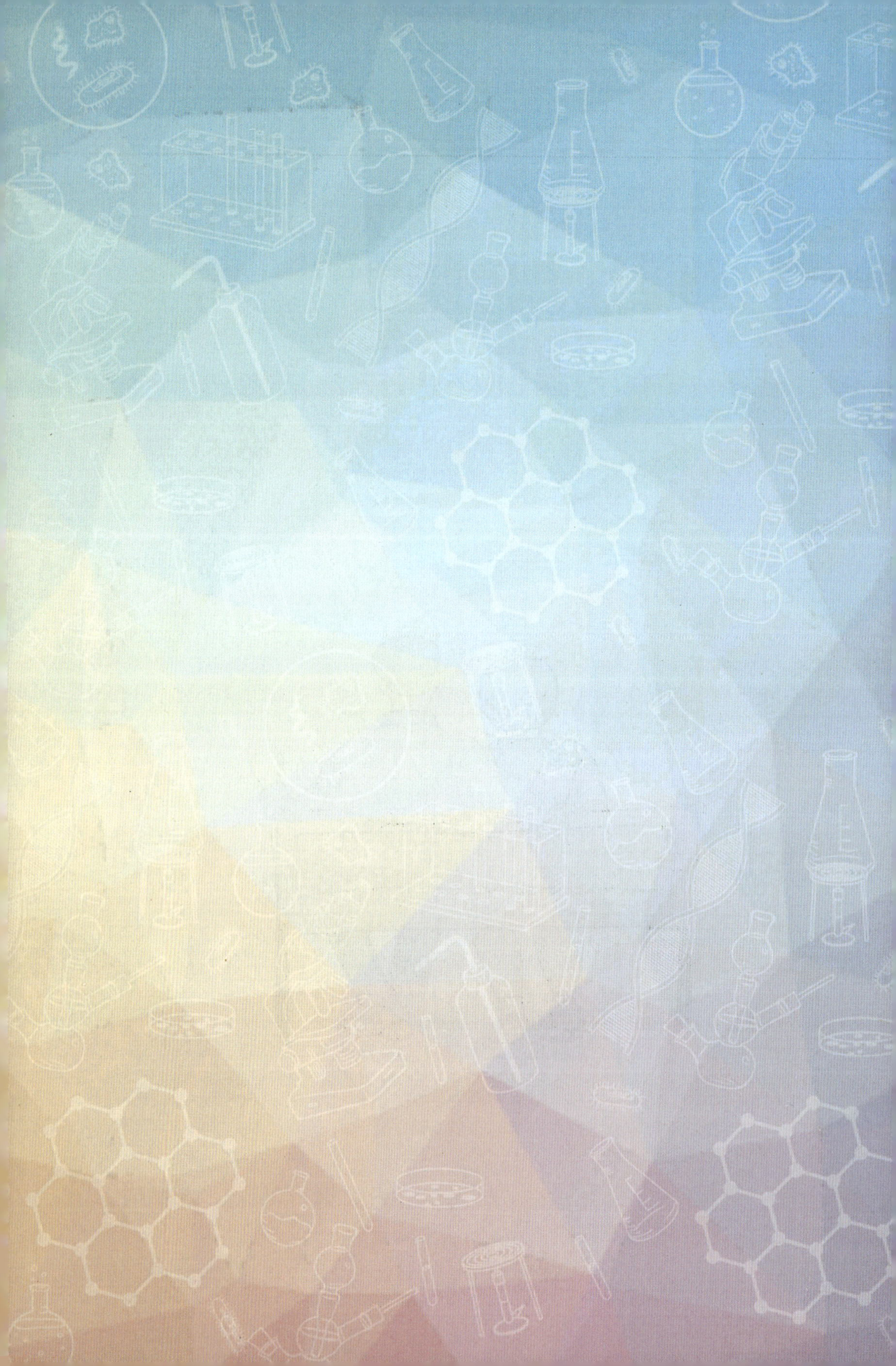

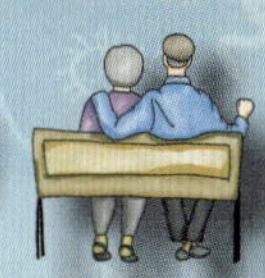

一、我国人口老龄化情况

1. 什么是人口老龄化?

人口老龄化是指人口生育率降低和人均寿命延长导致的总人口中老年人口比例相应增大的动态过程。

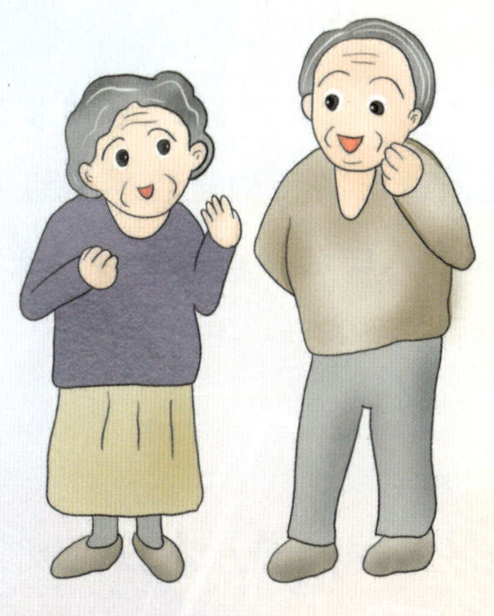

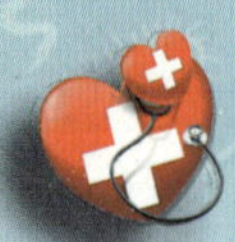

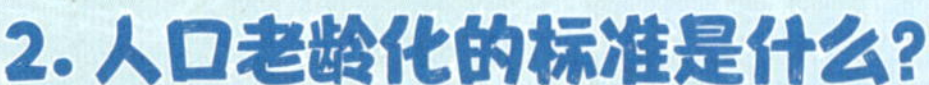

2. 人口老龄化的标准是什么？

据 1956 年联合国《人口老龄化及其社会经济后果》确定的划分标准，当一个国家或地区 65 岁及以上老年人口占总人口比例超过 7% 时，则意味着这个国家或地区进入人口老龄化社会。1982 年维也纳老龄问题世界大会提出了 60 岁的起点设定，即一个国家或地区 60 岁及以上老年人口占总人口比例超过 10%，意味着这个国家或地区处于人口老龄化社会。

3. 人口老龄化社会的划分标准是什么？

按照联合国发布的相关报告，以 65 岁及以上人口占总人口比例来界定人口老龄化的进程，初级人口老龄化社会的标准为 7%，深度人口老龄化社会的标准为 14%，高度人口老龄化社会的标准为 20%。

4. 我国是什么时候进入人口老龄化社会的？

我国 2000 年进入人口老龄化社会。以 65 岁及以上人口占总人口比例的数据为参考，我国该指标从 2002 年的 7.3% 上涨至 2012 年的 9.4%。

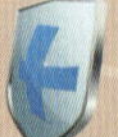

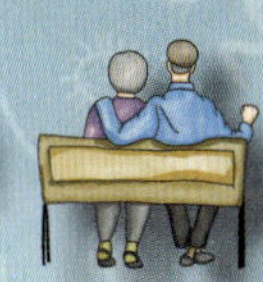

5. 我国人口老龄化现状如何?

2020年第七次全国人口普查数据显示：我国60岁及以上人口占总人口比例超18%，65岁及以上人口占总人口比例达13.5%；“十四五”期间我国将进入深度人口老龄化社会。有关专家预计，到2050年，我国老年人口将达到总人口数的1/3。

6. 我国人口老龄化速度如何?

从人口老龄化的速度看，我国60岁及以上人口和65岁及以上人口2000—2010年分别增加了4689万人和3072万人，2010—2020年则分别增加了8637万人和7181万人，说明2010年之后人口老龄化速度明显加快。

7. 我国人口老龄化进程如何?

我国不仅老年人口总量居世界第一，人口老龄化速度亦居世界第一。我国人口老龄化速度快、老年人口基数大、高龄人口多，与我国经济发展水平不相称。

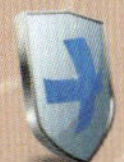

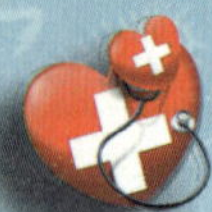

8. 我国人口老龄化有哪些特征?

我国人口老龄化的第一个特征是老年人口基数大、人口老龄化速度快；第二个特征是未富先老、低生育率；第三个特征是地区差异较大。

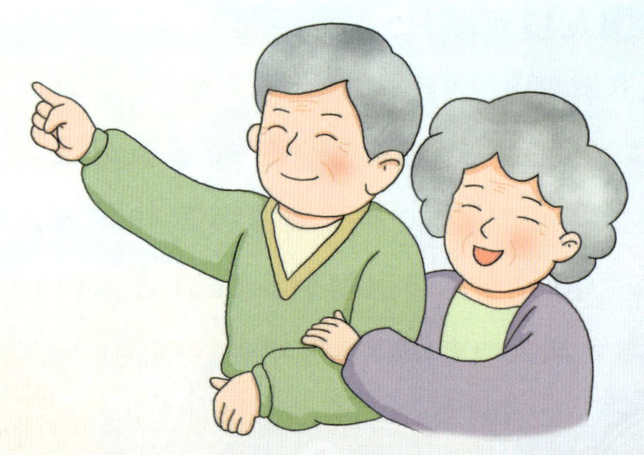

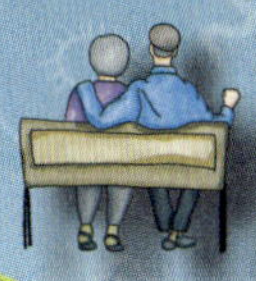

二、衰老

1. 什么是衰老?

衰老是生物个体的正常生理功能出现衰退的过程，表现为组织结构的退行性变和生理功能的衰退，是个体走向自然死亡的必经步骤，是必然发生的生物学过程。其生物学意义是，为新物种留下生长和生活资源，以保持物种在地球上的生存和延续，保持物种的稳定性。

2. 衰老有哪些基本特征?

衰老有渐进性、必然性、保守性、内生性及危害性5个特征。它是随着年龄增长缓慢衰退、受基因和表观遗传因素决定、导致老年疾病发生及发展，在人类个体中必定发生的普遍现象。

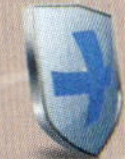

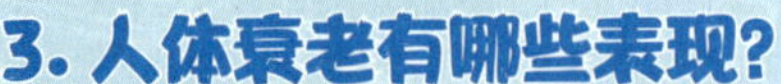

3. 人体衰老有哪些表现？

人体衰老主要会导致机体代谢减慢、器官功能下降，具体可表现为皮肤皱褶、头发花白、行动迟缓、相关激素分泌失调、记忆力下降，以及多种组织器官的退行性变等。

4. 衰老的九种生物学特征是什么？

衰老的九种生物学特征：基因组失稳、端粒损耗、表观遗传学改变、蛋白质稳态丧失、营养素感应失调、线粒体功能障碍、细胞衰老、干细胞耗竭和胞间通信改变。

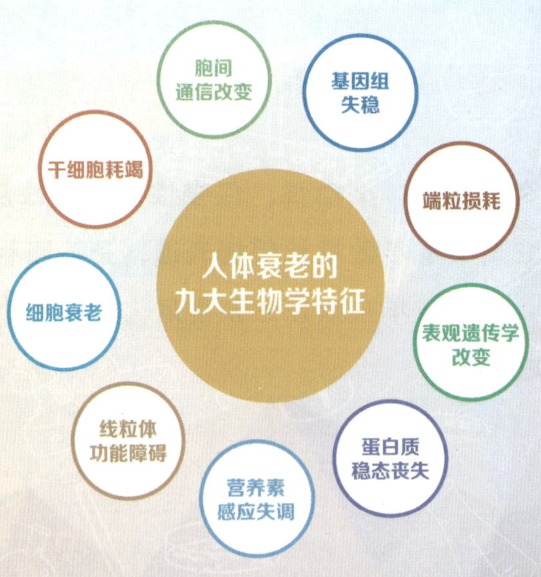

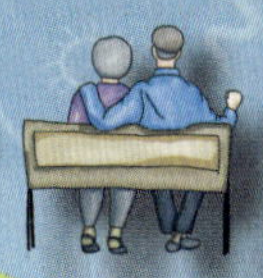

5. 什么是细胞衰老?

细胞衰老是一种基本的衰老机制，受环境和基因共同作用，会促进或引起衰老相关表型以及多种疾病。细胞衰老分为三种类型：复制性衰老、早熟性衰老、发育性衰老。随着年龄的增长，人体中衰老细胞不断积累，逐步发展为促炎性因子、趋化因子等与衰老相关的表型。通过细胞间通信诱导，“衰老”扩散到邻近和远处的非衰老细胞。

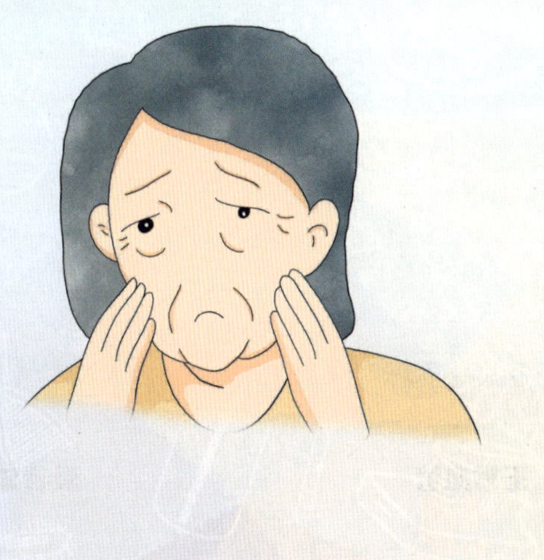

6. 什么是血管衰老?

中华医学会老年医学分会心血管学组在 2018 年《血管衰老临床评估与干预中国专家共识》中指出：血管衰老是引起人体各器官、系统衰老的重要病理基础，是老年人多种慢性病共同的发病机制。在形态学上，血管衰老表现为胶原纤维沉积增加、弹性纤维无序增加、平滑肌细胞排列紊乱、内膜增厚；在功能上，血管衰老表现为血管僵硬度增加、血管对收缩因子的敏感性增加、血管对舒张因子的敏感性降低、血管新生能力降低。血管衰老是高血压、动脉粥样硬化的基础。

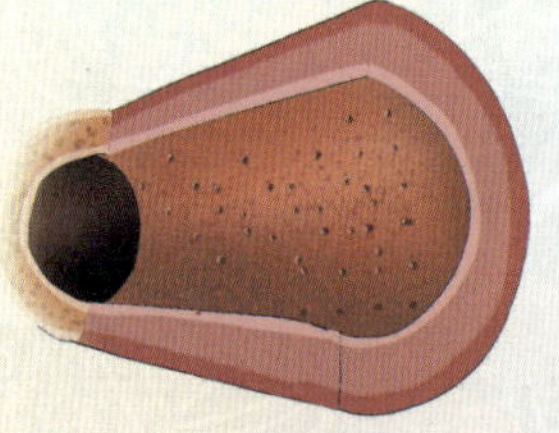
正常血管

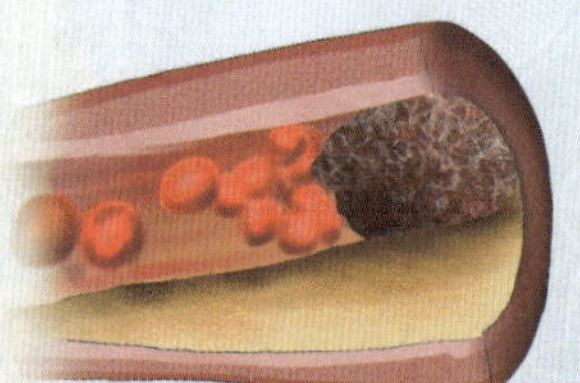
衰老血管

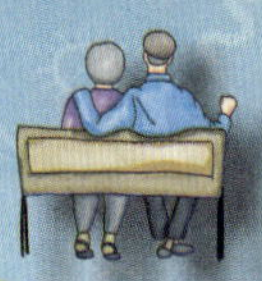

7. 血管衰老的机制是什么？

血管衰老是基因及外部环境等因素共同作用的结果。血管内皮细胞和平滑肌细胞衰老是血管衰老的主要机制。

8. 血管衰老与哪些疾病相关？

血管衰老与动脉粥样硬化、血管钙化、相关的心脏改变（如左心室肥厚等）、高血压、缺血性脑卒中、血管性认知功能障碍等多种心脑血管疾病有着显著关系。血管衰老的临床评估通常用经过年龄校正的脉搏波传导速度（pulse wave velocity，PWV）来测定，该方法对冠心病的诊断有预测价值。

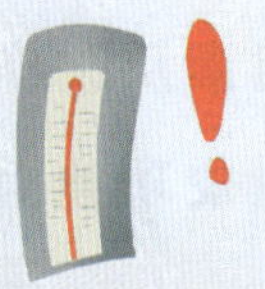

高血压

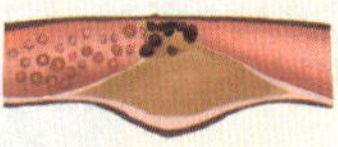

动脉粥样硬化

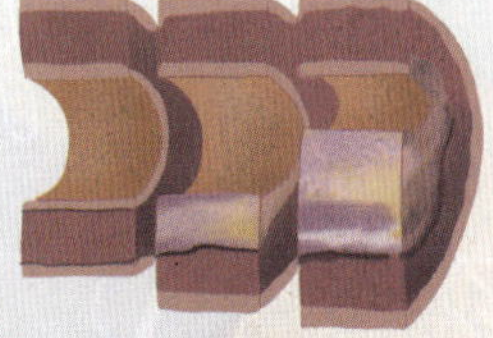

血管衰老

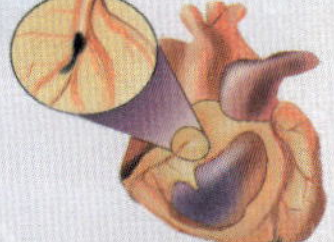

心脏改变

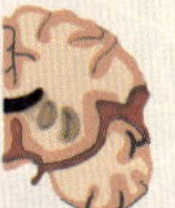

缺血性脑卒中

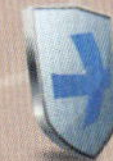

9. 有哪些措施可以预防血管衰老?

预防血管衰老有以下五种措施。

（1）生活方式干预。饮食多样化，以谷类为主；多吃蔬果、奶类、豆类及豆制品；适量吃鱼、禽、蛋、瘦肉；少盐少油，控糖限酒。

（2）控制体重。肥胖是心脑血管疾病的独立危险因素，建议控制体质指数（body mass index，BMI）不大于 24 kg/m^2，男性腰围小于 90 cm，女性腰围小于 85 cm。

（3）戒烟。吸烟可加速血管衰老与动脉粥样硬化。

（4）运动。运动可以改善血管功能，延缓血管衰老。根据自身特点，制订个体化运动方案对预防血管衰老有着重要的作用。建议每次运动时间初始从 20 min 开始，逐步增加至 40 ~ 60 min，运动频率为 3 ~ 7 次 / 周。

（5）药物干预。使用控制血管危险因素及改善血管内皮功能的药物能够起到保护和改善血管内皮功能、抗血管衰老的作用。

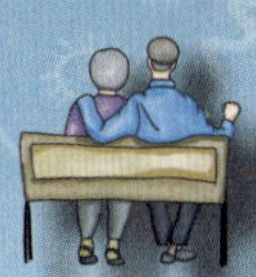

三、老年综合评估

1. 什么是老年综合评估？

老年综合评估是指采用多学科方法评估老年人的躯体情况、功能状态、心理健康状况和社会环境状况等，并据此制订以维持及改善老年人健康和功能状态为目的的治疗计划，最大限度地提高老年人的生活质量。

老年综合评估内容

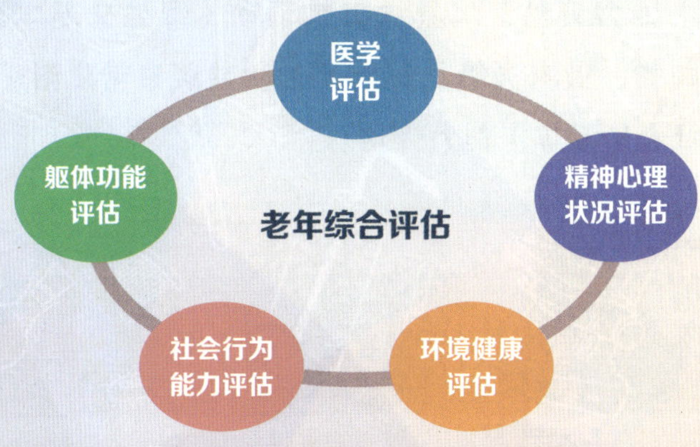

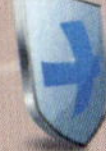

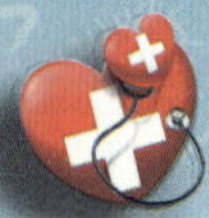
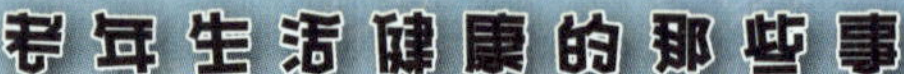

2. 哪些人群适合老年综合评估?

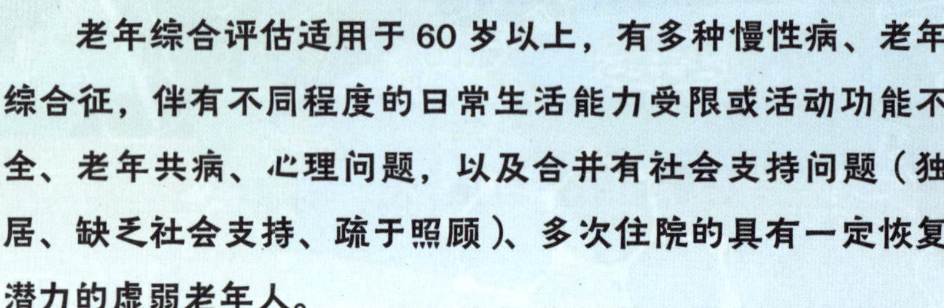

老年综合评估适用于60岁以上，有多种慢性病、老年综合征，伴有不同程度的日常生活能力受限或活动功能不全、老年共病、心理问题，以及合并有社会支持问题（独居、缺乏社会支持、疏于照顾）、多次住院的具有一定恢复潜力的虚弱老年人。

3. 怎样进行躯体功能评估?

躯体功能评估包含日常生活活动能力、平衡和步态、认知功能、跌倒风险等方面的评估。日常生活活动能力评估包括基本日常活动（穿衣、洗漱、吃饭、大小便、沐浴、下床等）能力评估、工具性日常活动（乘坐交通工具、打电话、购物、做家务等）能力评估和高级日常生活（娱乐、工作、社会活动等）能力评估。

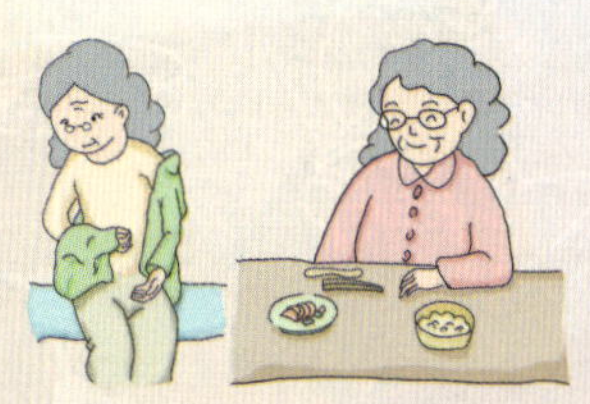

基本日常活动能力评估

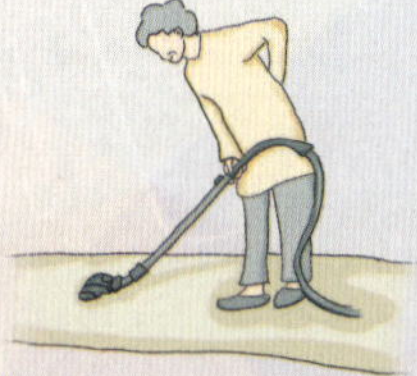

工具性日常活动能力评估

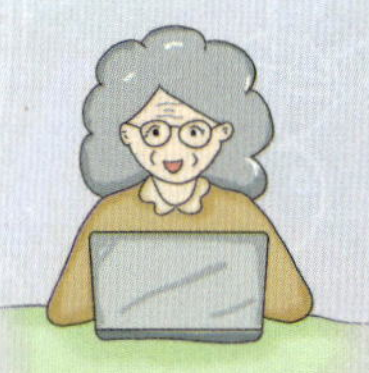

高级日常生活能力评估

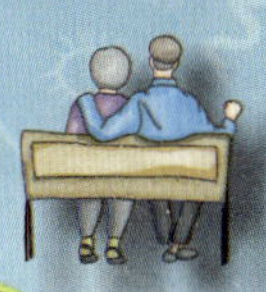

4. 导致老年人理解 / 交流障碍的主要原因有哪些?

导致老年人理解 / 交流障碍的主要原因有以下三点：

（1）视力障碍。老年人视力障碍是常见现象，常见病因有屈光不正、黄斑病变、白内障、青光眼、糖尿病视网膜病变等。视力障碍者跌倒风险增加，日常活动能力严重受损，生活质量降低。

（2）听力障碍。老年人听力障碍可分为神经性耳聋、传导性耳聋和混合性耳聋。听力障碍可对老年人生活质量产生较大的影响。

（3）认知障碍。老年人认知障碍可见于阿尔茨海默病、血管性认知功能障碍、神经系统变性疾病导致的认知功能障碍等。谵妄、抑郁、语言障碍、注意力不集中等均为认知障碍的危险因素。

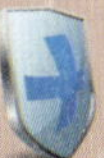

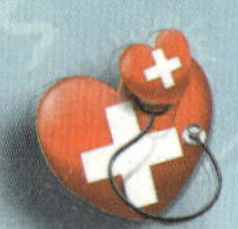

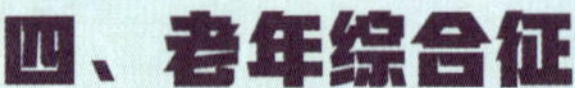

四、老年综合征

1. 什么是老年综合征?

老年综合征是指发生于老年人的由多种疾病或多种原因导致的临床表现或临床症状的症候群。其表现形式多样、发展缓慢，往往易被忽视，可严重影响老年人的生命质量。

2. 常见的老年综合征包括哪些?

常见的老年综合征包括跌倒、认知障碍、衰弱、营养不良、体重减轻、日常生活能力下降、睡眠障碍、肌肉减少症（简称“肌少症”）、吞咽障碍、感觉丧失、慢性疼痛、尿失禁、压疮等。老年综合征在老年群体中发病率较高。

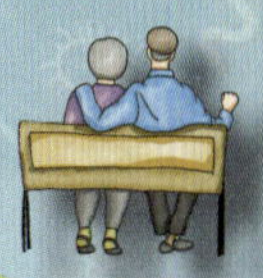

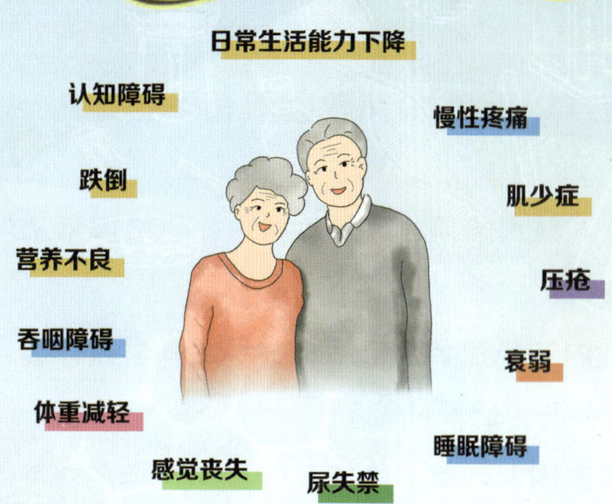

3. 什么是跌倒？

跌倒是指突发的、不自主的、非故意的体位改变使躯体倒在地上或更低的平面上。跌倒包括以下两类：一是从一个平面至另一个平面的跌落；二是在同一平面内的跌倒。

4. 跌倒会带来哪些后果？

老年人跌倒可产生一系列的严重不良后果，如软组织损伤、骨折、心理创伤，以及损伤后长期卧床导致的一系列并发症等；同时，因跌倒入院还增加了社会和家庭的负担。跌倒是中国老年人伤害相关的疾病和死亡的重要原因。

5. 老年人跌倒的风险因素有哪些？

老年人跌倒的风险因素包括内在风险因素及外在风险因素。

（1）内在风险因素包括生物学因素、疾病因素、功能水平因素和行为因素。

生物学因素：即个体特有的基本特征，如年龄、性别和种族等。年龄越大，跌倒风险越大。随着年龄增加，老年人可出现生理功能衰退，表现为下肢关节与肌肉功能的下降、视力减弱、听力下降、本体感觉障碍、关节肌肉衰老、骨质疏松、身高变矮、脊柱弯曲、认知障碍、行动缓慢和反应迟钝等。这些功能的改变导致老年人姿势控制能力降低，容易失衡跌倒。在性别方面，与男性相比，女性更容易跌倒。

疾病因素：神经系统疾病（包括脑卒中、小脑疾病、外周神经系统疾病）可导致平衡功能和协调功能障碍，易造成老年人跌倒。心血管疾病急性发作时，心脏及血管功能发生障碍，脑部血流灌注不足，供氧减少，会导致老年人因头晕和体力不支而跌倒。眼科疾病（包括屈光不正、视网膜病变、黄斑变性等）也易导致老年人跌倒。骨骼肌肉系统疾病主要导致老年人肌肉力量减退、骨质疏松、平衡功能和步态功能异常等而增加跌倒风险。其他如泌尿

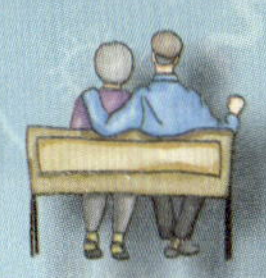

系统疾病、全身炎性反应疾病、电解质紊乱等均可导致跌倒。

功能水平因素：认知功能障碍、心理功能障碍与情感障碍会间接导致老年人失衡跌倒。认知功能障碍常见的有记忆障碍、注意力不集中等，会使人无法对危险做出正确的判断。心理功能障碍如焦虑、抑郁、情绪低落等也是不容忽视的跌倒风险因素。老年人害怕跌倒或自尊心强，会拒绝他人帮助而减少自主活动，长此以往其肌肉力量和平衡功能不断下降，增加了跌倒的风险。

行为因素：常见的有做危险动作、服用药物、使用辅具不当和穿不合适的鞋子等。比如老年人在做危险动作如搬重物时易跌倒，服用抗精神病类药物、扩张血管药物、降压药物及同时服用多种药物时易跌倒。

（2）外在风险因素主要包括环境因素和社会因素。常见的环境因素包括不均匀的台阶高度、台阶过窄、台阶表面过于光滑、昏暗的灯光、湿滑的地面与障碍物等。常见的社会因素包括老年人是否有人陪伴、社区的服务水平、老年人及其子女的经济状况、居住环境的安全设计等。

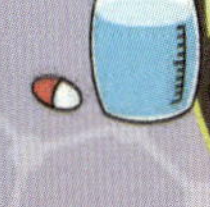

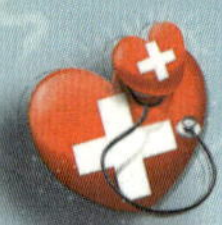

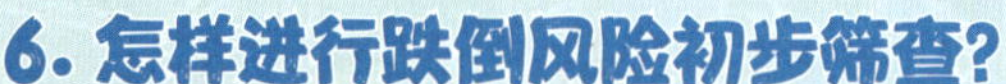

6. 怎样进行跌倒风险初步筛查?

老年人进行跌倒风险评估时推荐首先进行跌倒风险初步筛查。可以采用以下简易问题进行筛查:

(1)在过去的1年里是否发生2次及以上的跌倒。

(2)是否有步行或平衡困难。

(3)是否存在明显的急性跌倒。

如有一项回答为“是”,则对老年人进行多因素跌倒风险评估。若回答全部为“否”,再询问其过去1年里是否发生过1次跌倒,若发生过,则应进行步态和平衡功能测试。

7. 哪些措施可以预防跌倒?

预防跌倒的措施有以下两项:

(1)个人干预:注意加强防跌倒意识,在医生指导下合理用药,坚持平衡能力和步态功能训练,选择适当辅助工具,穿着合适的衣服和鞋子,补充维生素D及进行抗骨质疏松治疗,避免危险行为,改变体位后应静止30 s以防止突然改变体位而引起直立性低血压。

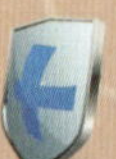

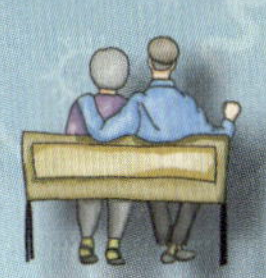

（2）家庭干预：居住环境中过道通畅无障碍，地面干燥无水渍，设置“小心地滑”提示；浴室地面铺设防滑垫，浴室和洗手台设置扶手；室内光照充足，设置夜灯；安装坐便器，检查设施的安全性能，保持其功能状态完好；将日常用品放在易取处；安装床头灯和呼叫器。

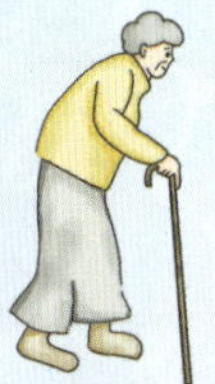

选择适当辅助工具

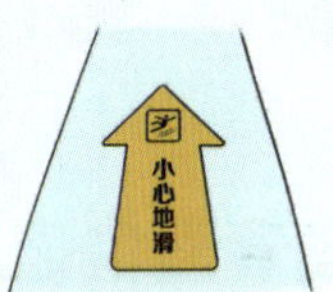

设置『小心地滑』提示

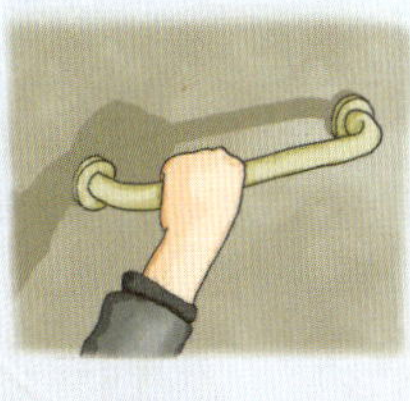

设置扶手

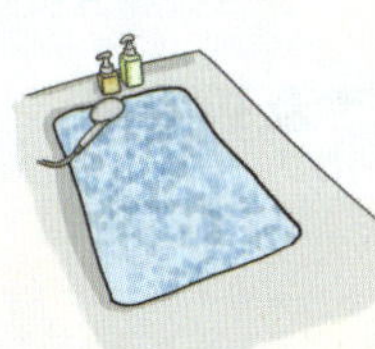

铺设防滑垫

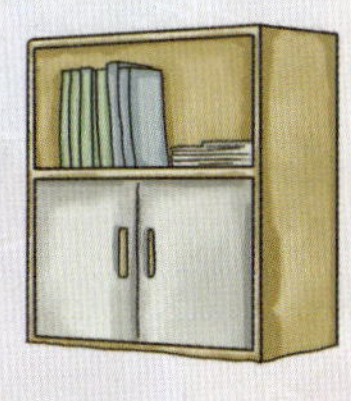

日常用品放在易取处

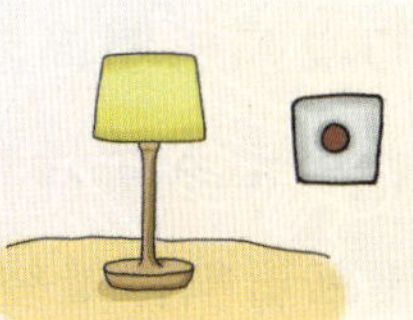

安装床头灯和呼叫器

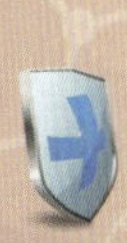

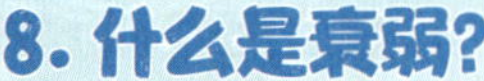

8. 什么是衰弱?

衰弱是老年病中常见的一种综合征，常与其他疾病共存，常由多种疾病导致，主要特点为身体力量、耐力、功能下降。随着力量下降和生理机能的异常，这一状态将增加个体的依赖性、脆弱性及对死亡的易感性。

9. 导致衰弱的因素有哪些?

导致衰弱的因素有很多，包括与衰老相关的生理变化、疾病、炎症、多药共用、内分泌紊乱、睡眠障碍、营养不良、缺乏运动及孤独等。

10. 衰弱的发病机制有哪些?

衰弱的发病机制尚未完全明确。目前的研究指出激素水平失衡、纤溶系统活化、慢性炎症、免疫激活、代谢紊乱等因素相互影响，最终演变为衰弱。

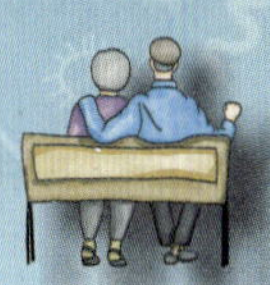

11. 衰弱的表现有哪些?

衰弱可表现为易疲劳、无诱因的体重下降、反复感染、平衡功能障碍、脑功能障碍，可能出现步速减慢、握力下降、体力活动能力下降等现象。

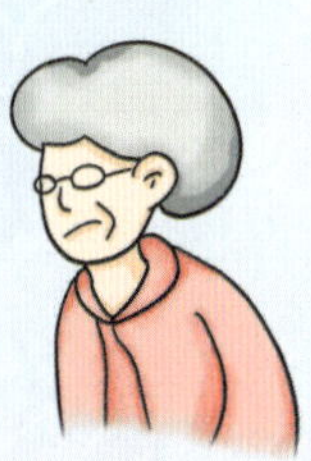

易疲劳

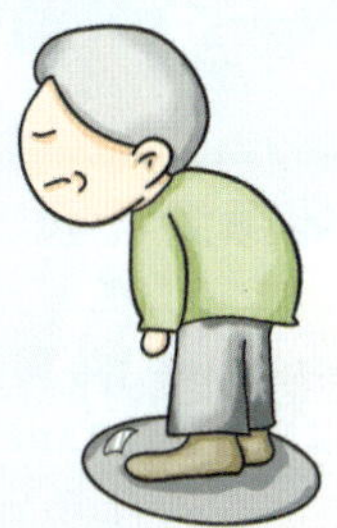

无诱因的体重下降

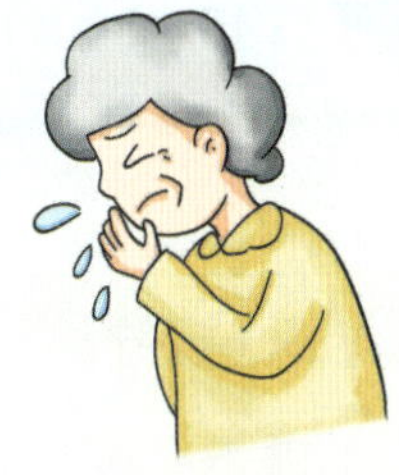

反复感染

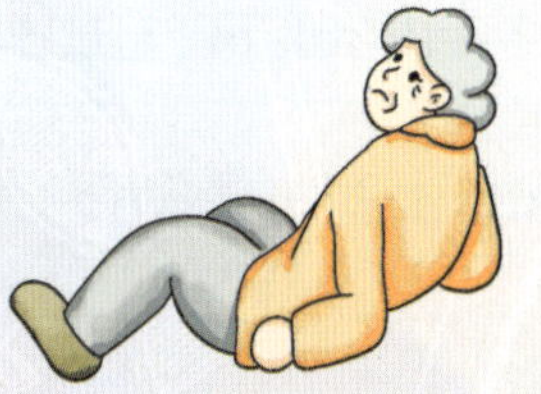

平衡功能障碍

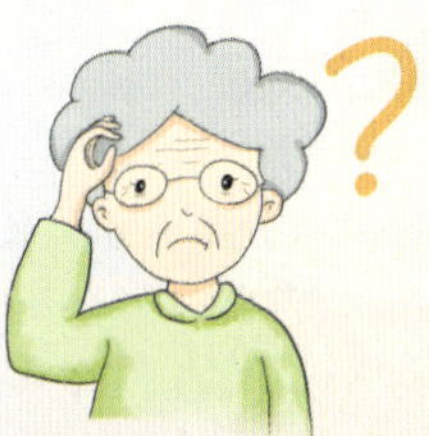

脑功能障碍

12. 建议哪些人群进行衰弱筛查?

建议所有 65 岁及以上的老年人进行衰弱筛查。

13. 衰弱筛查推荐使用的量表是什么?

衰弱筛查推荐使用 FRAIL 量表。该量表由 5 个问题组成，可在 15～30 s 内完成。

衰弱筛查量表

1. Fatigue（疲劳）	您感到疲劳吗?
2. Resistance（抗力）	您能上一层楼梯吗?
3. Aerobic（有氧运动）	您能行走一个街区的距离吗?
4. Illness（疾病）	您患有 5 种以上的疾病吗?
5. Lost（体重下降）	您最近 1 年内体重下降超过 5% 了吗?

注：每项 1 分。得分为 0 分，强壮；得分为 1～2 分，衰弱前期；得分为 3～5 分，衰弱。

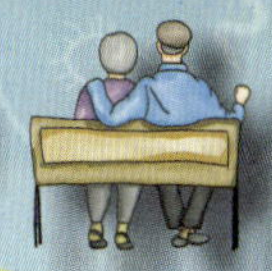

14. 哪些措施可以预防衰弱?

预防衰弱的措施有以下三项:

(1)体育康复锻炼:体育康复锻炼可增加老年人的运动耐力及日常生活能力。制订个性化运动方案对老年人的心脑血管系统、免疫系统有一定的益处。

(2)合理的营养支持:包括补充蛋白质、微量元素及维生素D等。

(3)合理用药,避免多重用药:多种药物的不良反应可增加跌倒风险和影响饮食摄入,导致衰弱的发生及加重。

衰弱的预防

合理的营养支持

体育康复锻炼

合理用药,避免多重用药

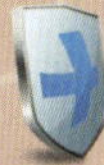

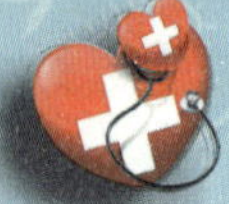

15. 什么是肌少症？

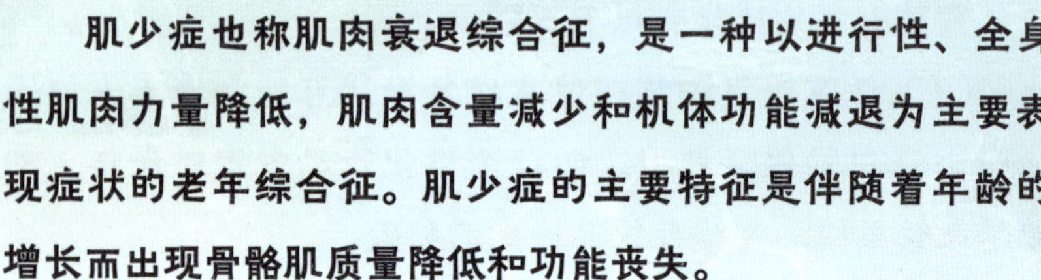

肌少症也称肌肉衰退综合征，是一种以进行性、全身性肌肉力量降低，肌肉含量减少和机体功能减退为主要表现症状的老年综合征。肌少症的主要特征是伴随着年龄的增长而出现骨骼肌质量降低和功能丧失。

16. 肌少症分为哪几类？

肌少症可分为原发性和继发性两大类。原发性肌少症主要与年龄增长相关，为生物衰老过程中的一种自然表现；继发性肌少症可分为活动相关性、疾病相关性、营养相关性三类，临床上常无明确分界。

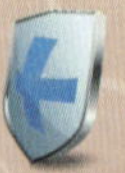

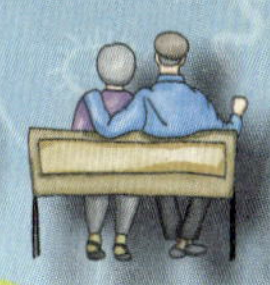

17. 肌少症的发病机制是什么?

肌少症的发病机制较为复杂，多与遗传因素及与随年龄增长相关的运动减少、神经-肌肉功能减弱、促炎性反应细胞因子水平增高、肌细胞凋亡、营养吸收利用障碍等因素相关。

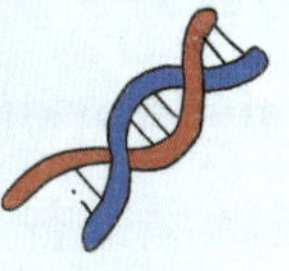

遗传因素

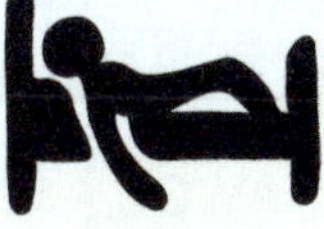

运动减少

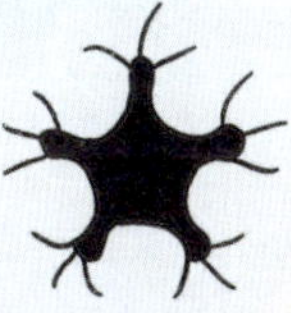

神经–肌肉功能减弱

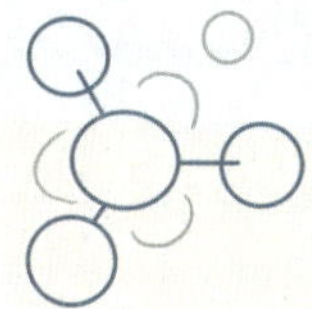

促炎性反应细胞因子水平增高

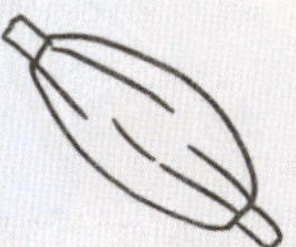

肌细胞凋亡

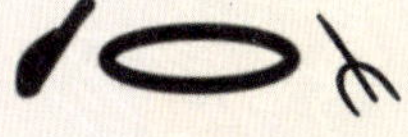

营养吸收利用障碍

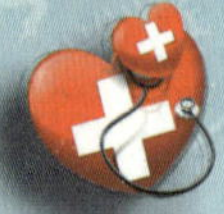

18. 肌少症怎么诊断?

肌少症的判断依据包括肌肉 / 躯体功能下降和肌肉力量下降。根据欧洲老年人肌少症工作组（European Working Group on Sarcopenia in Older People，EWGSOP）诊断标准及我国专家共识，推荐使用双能 X 射线吸收法（dual energy X-ray absorptiometry，DXA）或生物电阻抗法（bioelectrical impedance analysis，BIA）测定肌肉力量。

2019 年亚洲肌少症工作组（Asia Working Group for Sarcopenia，AWGS）对肌少症的诊断标准进行了更新。

2019 年 AWGS 更新对肌少症的诊断标准

诊断要素	2019 年 AWGS 诊断标准
四肢骨骼肌质量指数界值	DXA：男性 $<7.0\ kg/m^2$，女性 $<5.4\ kg/m^2$ BIA：男性 $<7.0\ kg/m^2$，女性 $<5.7\ kg/m^2$
握力界值	男性 <28 kg 女性 <18 kg
步速界值	1 m/s

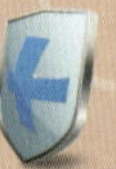

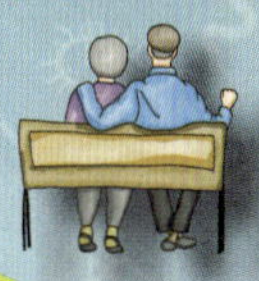

19. 肌少症的干预措施有哪些?

肌少症的干预措施有以下三项:

(1)运动干预:体育锻炼是减缓骨骼肌质量下降及功能丧失最好的方式,包括有氧运动、抗阻训练。

(2)药物干预:目前还没有治疗肌少症的药物。在日常临床实践中,老年女性使用维生素 D,临床肌肉无力、低睾酮血清水平的老年男性使用睾酮,对改善肌肉质量和提高、肌肉力量、体能有一定作用。

(3)营养干预:主要包括补充蛋白质和维生素 D。建议老年人将蛋白质的摄入量控制在每月 1~1.5 g/kg 体重,每日摄入 700~1000 IU 的维生素 D,每日摄入 1000~1200 mg 的钙,少食多餐。

20. 什么是睡眠障碍?

睡眠障碍主要指睡眠的发动或维持发生障碍,或者睡眠和觉醒节律性交替紊乱,导致睡眠时间减少并且影响身体日间的功能。

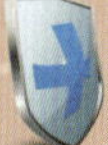

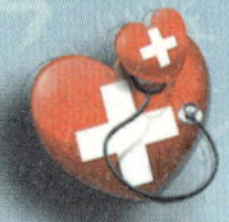

21. 老年人常见的睡眠问题有哪些？

老年人常见的睡眠问题：入睡困难；夜间觉醒次数增多，睡眠断断续续；早醒，晚睡；浅睡眠增多，深睡眠减少；夜间打鼾；白天疲倦明显，注意力不集中，易出现记忆力下降；易出现不宁腿综合征及易怒等情绪改变。

老年人常见的睡眠问题

入睡困难

夜间觉醒次数增多，睡眠断断续续

早睡，晚醒

易出现不宁腿综合征及易怒等情绪改变

注意力不集中，记忆力下降

浅睡眠增多，深睡眠减少

夜间打鼾

白天疲倦明显

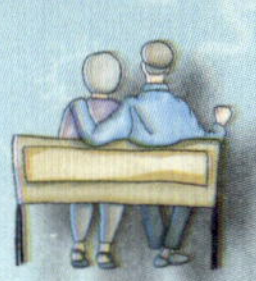

22. 老年人患哪些疾病易导致睡眠障碍?

老年人患以下疾病易导致睡眠障碍:

（1）心血管系统疾病:心律失常、充血性心力衰竭、心肌梗死等。

（2）肺部疾病:慢性阻塞性肺疾病、哮喘等。

（3）神经系统疾病:脑卒中、帕金森病、脑损伤等。

（4）内分泌系统疾病:2型糖尿病、甲状腺功能减退等。

（5）骨骼系统疾病:骨关节炎、肌纤维疼痛综合征、脊柱畸形等。

（6）泌尿系统疾病:良性前列腺增生、前列腺癌等。

（7）肾脏系统疾病:慢性肾病、终末期肾病等。

（8）消化系统疾病:胃食管反流、肠易激综合征等。

（9）其他:癌症、更年期、夜间磨牙等。

23. 睡眠障碍包括哪些?

睡眠障碍包括失眠、睡眠呼吸暂停综合征、不宁腿综合征、快速眼动睡眠行为障碍。

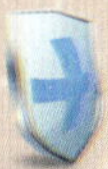

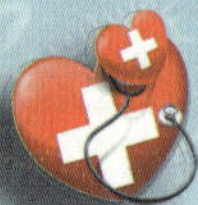

24. 慢性睡眠障碍的诊断标准是什么？

在合适的睡眠环境下评估，出现以下情况即可诊断为慢性睡眠障碍：

（1）入睡困难，入睡时间大于 30 min。

（2）出现了日间功能障碍，可表现为疲倦、易激惹、嗜睡、注意力不集中。

（3）睡眠障碍持续 3 个月，且频次为每周 >3 次。

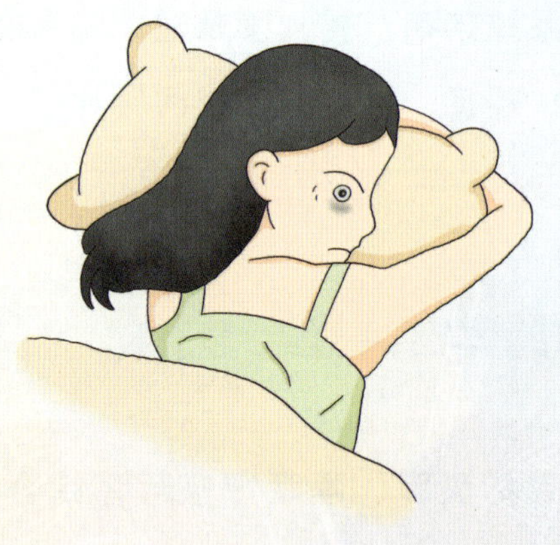

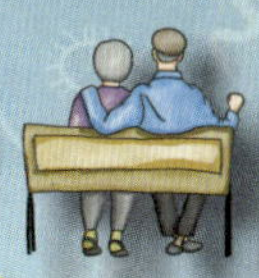

25. 老年人慢性失眠的非药物治疗方式有哪些?

老年人慢性失眠的非药物治疗方式有以下几种：

（1）睡眠卫生教育：合理饮食，适当的体育锻炼，合适的睡眠环境。

（2）技巧训练：建立有规律的睡眠模式。

（3）睡眠限制：比如将在床上的时间限制为睡眠时间，并随着睡眠效率的提高而逐渐增加。

（4）放松训练：旨在减少身体紧张，控制干扰睡眠的思维模式的训练。

（5）多元治疗及短期行为治疗。

睡眠卫生教育　技巧训练　睡眠限制

放松训练　多元治疗及短期行为治疗

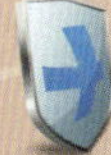

26. 理想的改善睡眠的药物有何特点?

对于老年人来说，理想的改善睡眠的药物应该具有以下特点：

（1）能够迅速诱导睡眠。

（2）对正常的睡眠结构没有不良影响。

（3）没有显著的残留效应。

（4）对有呼吸系统疾病和心脏疾病的患者来说是安全的。

（5）对记忆力影响最小。

（6）不损害脏器功能。

（7）没有反弹性失眠的风险。

（8）服药过量时安全。

（9）没有滥用或依赖的可能性。

27. 治疗老年人慢性失眠的一线药物有哪些?

治疗老年人慢性失眠的一线药物包括非苯二氮䓬类药物、苯二氮䓬类药物和褪黑激素受体激动剂等。其中非苯二氮䓬类药物包括扎来普隆、唑吡坦类、佐匹克隆、右佐匹克隆等。老年人潜在不适当用药比尔斯标准中将所有苯二氮䓬类药物列入，称该类药物缺乏对老年人有效的证据。

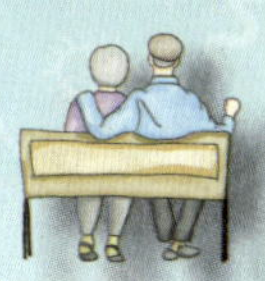

五、老年人营养

1. 老年人的生理代谢特点是什么？

老年人的生理机能已有显著的改变，基础代谢率较中年人来说降低了15%～20%。由于基础代谢率下降和体力活动减少，能量消耗量下降。老年人生理代谢特点还包括：消化器官功能伴随老化进程逐渐减退，免疫功能下降；对铁的吸收利用能力下降和造血功能减退；体内蛋白质含量减少，脂肪含量增加，碳水化合物代谢能力降低。

2. 老年人每天的能量需求是多少？

《欧洲临床营养与代谢学会老年病人临床营养和水化治疗实践指南（2022）》推荐，老年人每日摄入食物提供的能量值应为125.58 kJ/kg体重，蛋白质摄入量≥1 g/kg体重。需根据性别、个体营养状况、身体活动水平、疾病状况和耐受程度进行相应调整。其中蛋白质提供的能量占总能量的10%～15%，碳水化合物提供的能量占50%～60%，脂肪

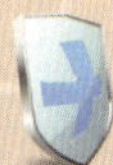

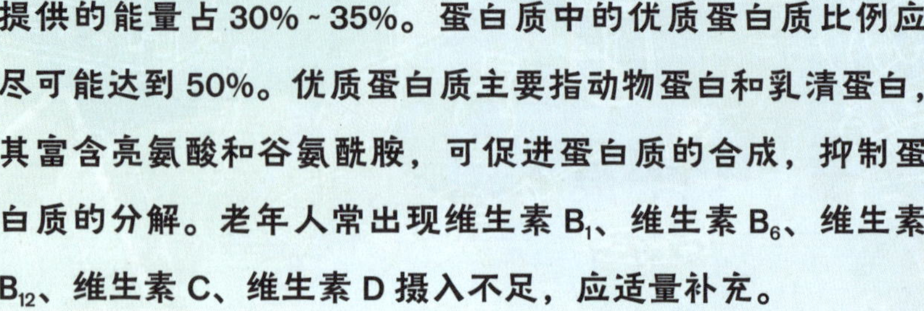

提供的能量占 30%～35%。蛋白质中的优质蛋白质比例应尽可能达到 50%。优质蛋白质主要指动物蛋白和乳清蛋白，其富含亮氨酸和谷氨酰胺，可促进蛋白质的合成，抑制蛋白质的分解。老年人常出现维生素 B_1、维生素 B_6、维生素 B_{12}、维生素 C、维生素 D 摄入不足，应适量补充。

3. 老年人应该怎样合理饮食？

《中国居民膳食指南（2022）》建议：每日食物种类应超过 12 种，每周应超过 25 种；同时，注意增加食物的蛋白质和能量密度。

针对一般老年人核心推荐：

（1）食物品种丰富，动物性食物充足，常吃大豆制品。

（2）鼓励共同进餐，保持良好食欲，享受美味食物。

（3）积极参加户外运动，延缓肌肉衰减，保持适宜体重。

（4）定期健康体检，测评营养状况，预防营养缺乏。

针对高龄老年人核心推荐：

（1）食物多样，鼓励多种方式进食。

（2）选择质地细软、能量和营养素密度高的食物。

（3）多吃鱼、禽、肉、蛋、奶、豆，适量蔬菜配水果。

（4）关注体重丢失，定期进行营养筛查评估，预防营

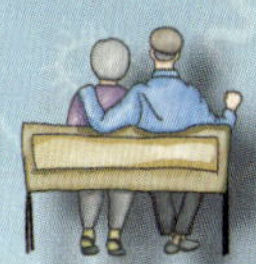

养不良。

（5）适时合理补充营养，提高生活质量。

（6）坚持健身与益智活动，促进身心健康。

老年人应注意：①少食多餐，一是可以预防食物摄入量不足，二是可以平稳血糖，三是有利于肌肉合成；②多种方式鼓励进食，保证食物摄入量充足；③选择适当加工方法，使食物细软易消化；④减少静坐躺卧，适宜的健身和益智活动有益于身心健康。

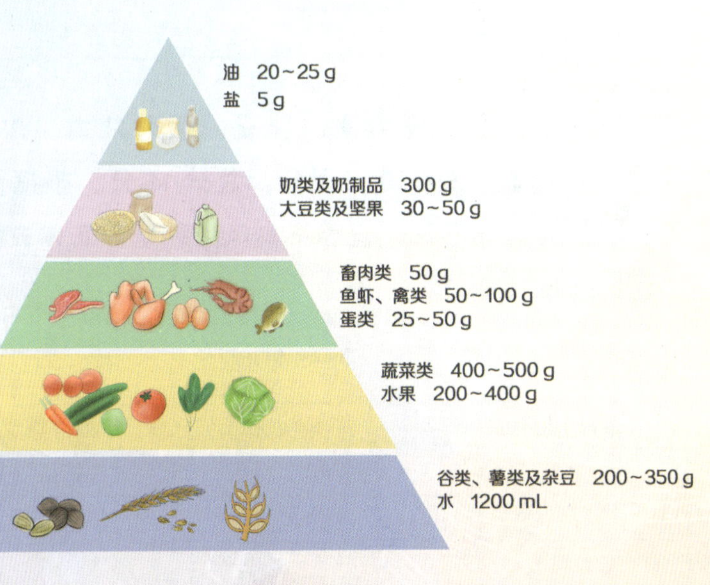

每日膳食宝塔

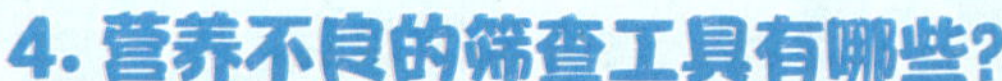

4. 营养不良的筛查工具有哪些?

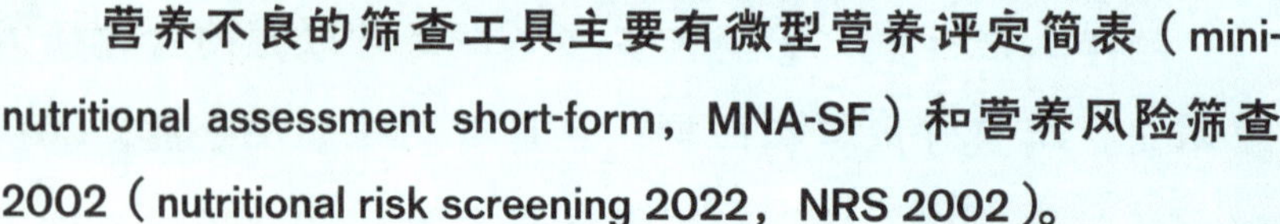

营养不良的筛查工具主要有微型营养评定简表（mini-nutritional assessment short-form，MNA-SF）和营养风险筛查2002（nutritional risk screening 2022，NRS 2002）。

（1）MNA-SF。

MNA-SF

得分 / 分	营养状况
0 ~ 7	营养不良
8 ~ 11	营养不良风险
12 ~ 14	营养正常

对6个条目，即食量、体重、活动能力、应激状况、精神心理问题、BMI进行评分，总分14分。根据评分将营养状况分为营养不良、营养不良风险和营养正常三类。

（2）NRS 2002。

NRS 2002

得分 / 分	营养状况	意义
＜3	营养状况良好	需每周复查
≥3	营养风险	应进行营养支持

对疾病状况、营养需求、年龄三方面情况进行评分，总分为7分。根据评分将营养状况分为营养状况良好和营养风险两类。

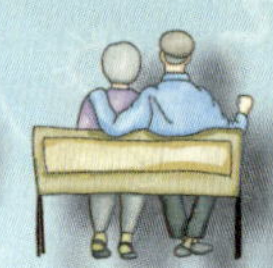

5. 什么是老年人营养不良?

营养不良指机体需要与营养素摄入不平衡所导致的一系列症状。广义的营养不良包括营养不足与营养过剩。老年人营养不良多指营养不足。对于老年人来说，无明显诱因出现不易察觉的体重减轻（6个月内减轻量＞原体重的5%或超过6个月减轻量＞原体重的10%）、体重明显减轻（即 BMI＜20 kg/m^2）或骨骼肌质量明显降低，应警惕营养不良的发生。

6. 导致老年人营养不良的因素有哪些?

（1）社会经济因素、环境因素：收入下降、退休、家庭规模变小、丧偶等。

（2）心理因素：沮丧、生活中的压力增大等。

（3）其他因素：摄入不足、食欲下降及过早的饱足感、能量调节的变化、神经肽的水平及功能的变化、对食物的兴趣下降等。

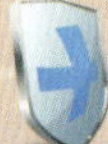

7. 老年人营养不良相关因素和后果有哪些?

老年人营养不良与肿瘤、慢性阻塞性肺疾病、糖尿病、神经退行性疾病、心功能不全等多种常见慢性病密切相关，与跌倒、衰弱、肌少症、认知障碍等老年综合征相互影响。老年人营养不良可导致免疫力下降及感染机会增加、易患肌少症、日常生活能力下降、发生抑郁风险增加等。

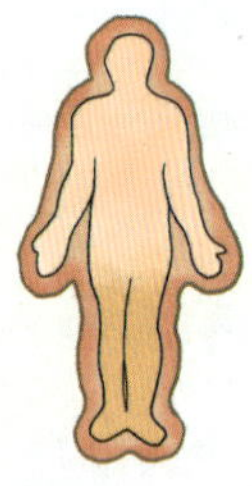

免疫力下降及感染机会增加

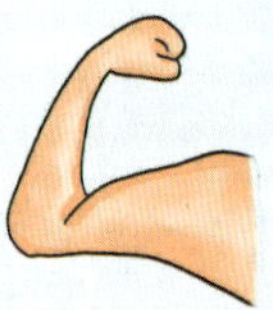

易患肌少症

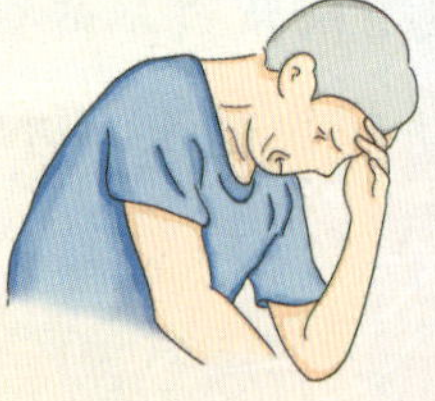

日常生活能力下降

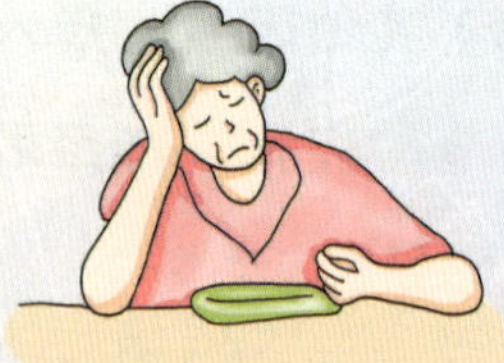

发生抑郁风险增加

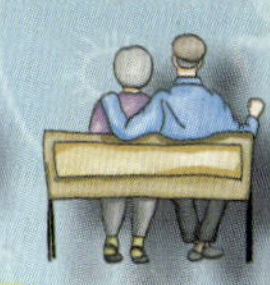

8. 老年人营养支持的准则有哪些?

老年人营养支持的准则有以下五点：

（1）遵循“先筛查后应用”的原则。

（2）坚持“肠内营养优先”的理念。

（3）倡导“肠外联合肠内营养”的方法。

（4）发挥“药理营养素”的治疗作用。

（5）严密监测，预防并发症。

六、老年人用药

1. 老年共病的定义是什么?

老年共病指的是同一个老年人有2种或2种以上慢性病共存的现象。这些共存的慢性病不仅包括高血压、糖尿病、冠心病、脑卒中、呼吸系统疾病等，还包括老年综合征。

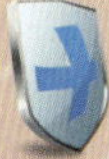

2. 老年人用药有什么特点?

老年人常多病共存，我国42%的老年人同时患有2种以上疾病，以高血压、糖尿病、冠心病、脑卒中、慢性呼吸系统疾病等的组合最为常见。老年人多病共存的特点使得老年人多重用药情况较为普遍。多重用药易导致药物不良反应的发生。老年人肝、肾功能减退及体脂变化可导致药物代谢、分布的改变，从而增加药物不良反应的发生概率。

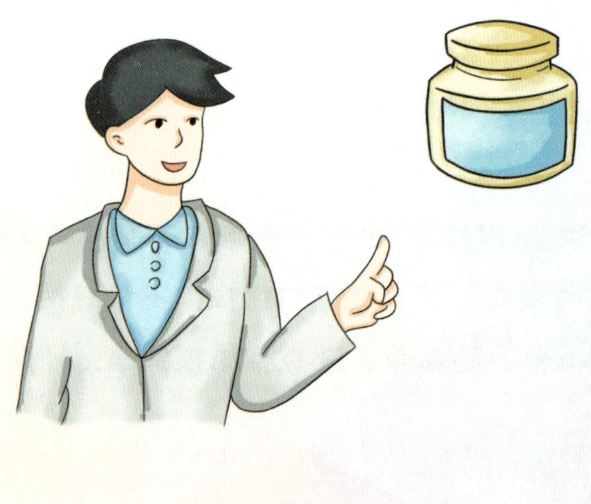

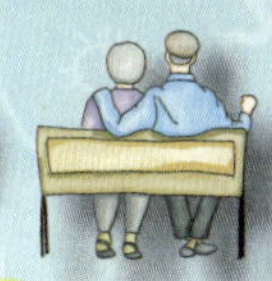

3. 导致老年人多重用药风险增加的生理、病理因素有哪些？

随着年龄的增加，老年人机体及各器官的功能发生减退，对药物反应的适应性和应变能力减弱，最终影响药物在体内代谢的各个过程。

（1）老年人胃肠道蠕动减弱，使药物浓度达到峰值的时间延长。另外，老年人萎缩性胃炎等疾病易导致胃酸分泌减少，影响部分药物的释放，从而影响老年人机体对药物的吸收。

（2）老年人血液中白蛋白含量减少，白球比例（白蛋白/球蛋白）增加，引起血液中的游离型药物浓度增加，导致药物不良反应发生的概率升高。

（3）随着肝脏代谢能力降低，老年人机体对药物的清除及代谢减慢。

（4）老年人肾小球滤过率降低，肾血流量减少，导致肾脏对药物的排泄功能下降。

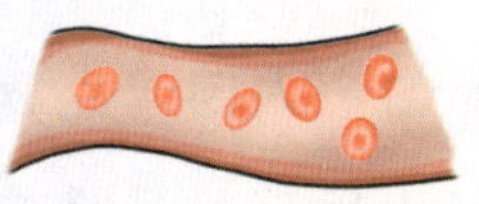

血液中白蛋白含量减少

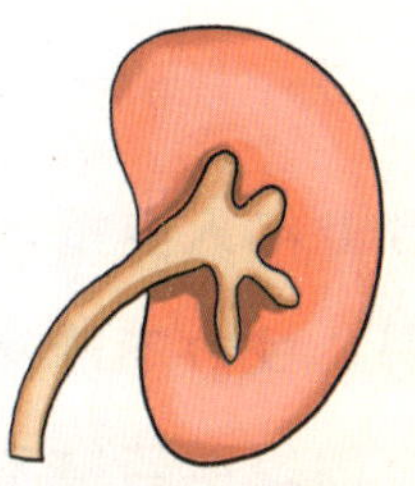

肾小球滤过率降低

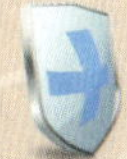

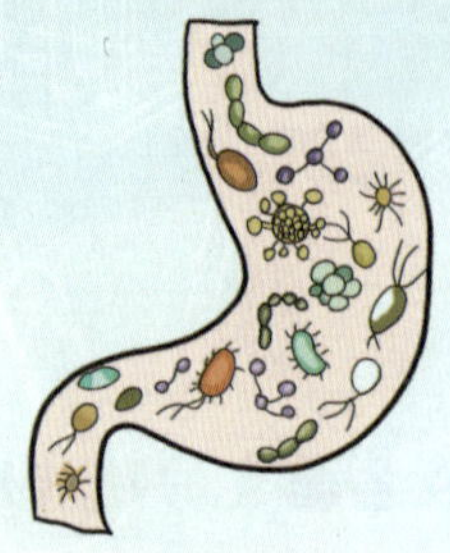

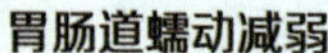
胃肠道蠕动减弱

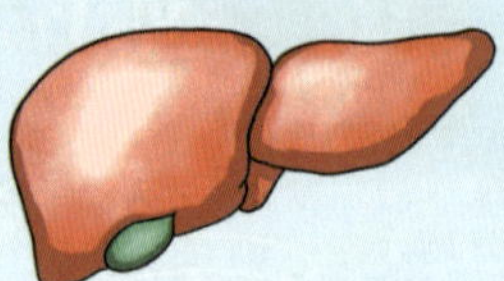
肝脏代谢能力降低

4. 导致老年人多重用药风险增加的药物因素有哪些?

老年人多重用药风险增加的药物因素主要包括药物不良事件发生、多重用药导致不同药物间相互作用、药物与疾病间发生相互作用。

5. 导致老年人多重用药风险增加的个人因素有哪些?

导致老年人多重用药风险增加的个人因素主要是认知功能下降、视力下降等导致的老年人用药依从性下降。另外，还有因担心药物不良反应而自行减量，以及观念性使用保健药品替代药物等。

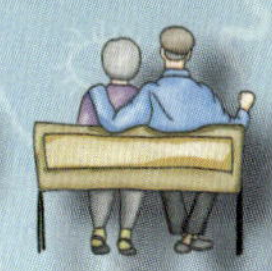

6. 老年人安全用药的基本原则有哪些?

老年人安全用药的基本原则有以下几点：

（1）用药前充分权衡利弊，避免使用高风险药物，并根据各种药物的药理学特点在保证疗效的同时降低药物不良反应发生风险。

（2）尽量避免多重用药。

（3）制订个体化给药剂量，注意根据肾功能及肝功能的情况进行药物剂量的调整。

（4）及时停药。

（5）老年人药物处方的质量控制。

（6）进行用药教育，加强药学监护。

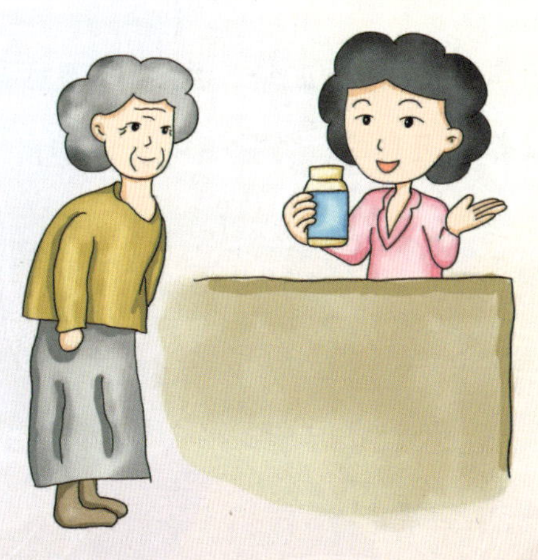

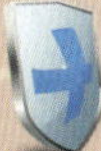

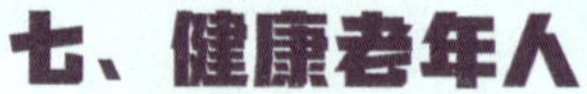

七、健康老年人

1. 健康老年人的标准有哪些?

中华医学会老年医学分会提出以下健康老年人标准:

标准1:重要脏器的增龄性改变未导致功能异常;无重大疾病;相关高危因素控制在与其年龄相适应的达标范围内;具有一定的抗病能力。

标准2:认知功能基本正常;能适应环境;处事乐观积极;自我满意或者自我评价好。

标准3:能恰当处理家庭和社会人际关系;积极参与家庭和社会活动。

标准4:日常生活活动正常,生活自理或基本自理。

标准5:营养状况良好,体重适中,保持良好的生活方式。

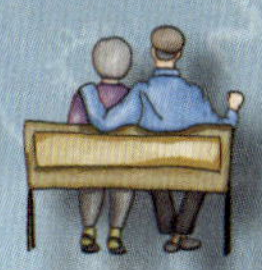

2. 什么是健康老龄化？

2015 年世界卫生组织在《关于老龄化与健康的全球报告》中将健康老龄化定义为“发展和维护老年人健康生活所需的功能发挥的过程”，包括内在能力和功能发挥两个维度。其中，内在能力指个体以基因遗传为基础、受个体特征影响的生理与心理健康功能的整合；功能发挥则是老年人内在能力与环境互动以实现个体价值的过程，这里的环境既包括家庭环境、居住环境、人际关系等微观环境，也包括社会观念、公共政策等宏观环境。

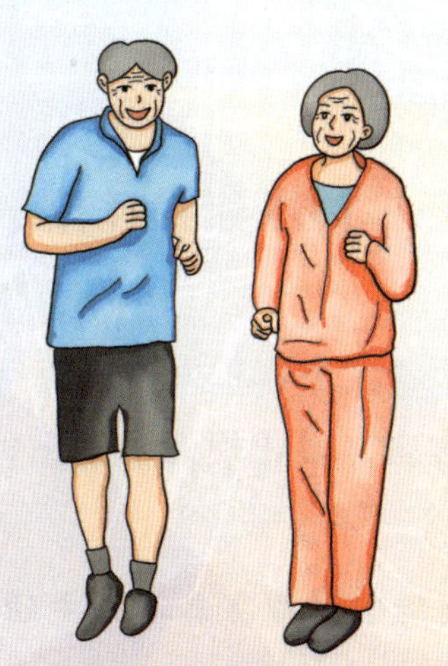

3.《“十四五”健康老龄化规划》提出的发展目标有哪些?

《“十四五”健康老龄化规划》提出的发展目标是，到2025年，二级及以上综合性医院设立老年医学科的比例达到60%以上，65岁及以上老年人城乡社区规范化健康管理服务率达到65%以上，65岁及以上老年人中医药健康管理率达到75%以上，85%以上的综合性医院、康复医院、护理院和基层医疗卫生机构成为老年友善医疗机构，三级中医医院设置康复（医学）科的比例达到85%以上，培训老年医学科医师不少于2万人，培训老年护理专业护士不少于1万人。

4.《“十四五”健康老龄化规划》提出的主要任务是什么?

《“十四五”健康老龄化规划》提出的主要任务有以下几点：

（1）强化健康教育，提高老年人主动健康能力。

（2）完善身心健康并重的预防保健服务体系。

（3）以连续性服务为重点，提升老年医疗服务水平。

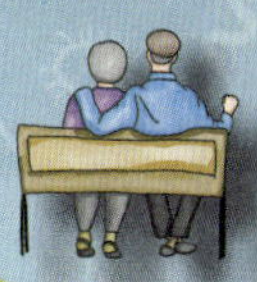

（4）健全居家、社区、机构相协调的失能老年人照护服务体系。

（5）深入推进医养结合发展。

（6）发展中医药老年健康服务。

（7）加强老年健康服务机构建设。

（8）提升老年健康服务能力。

（9）促进健康老龄化的科技和产业发展。

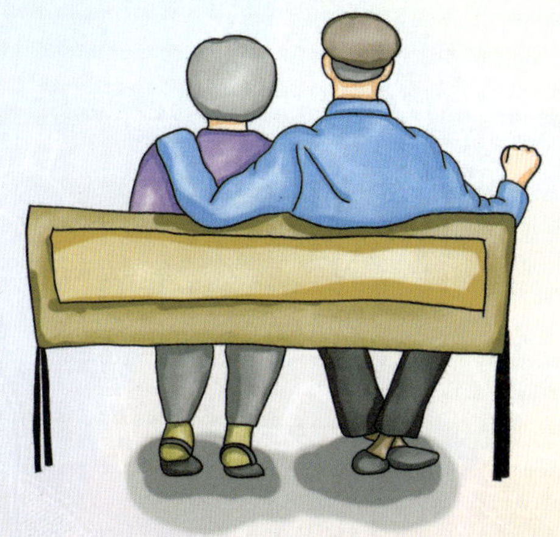

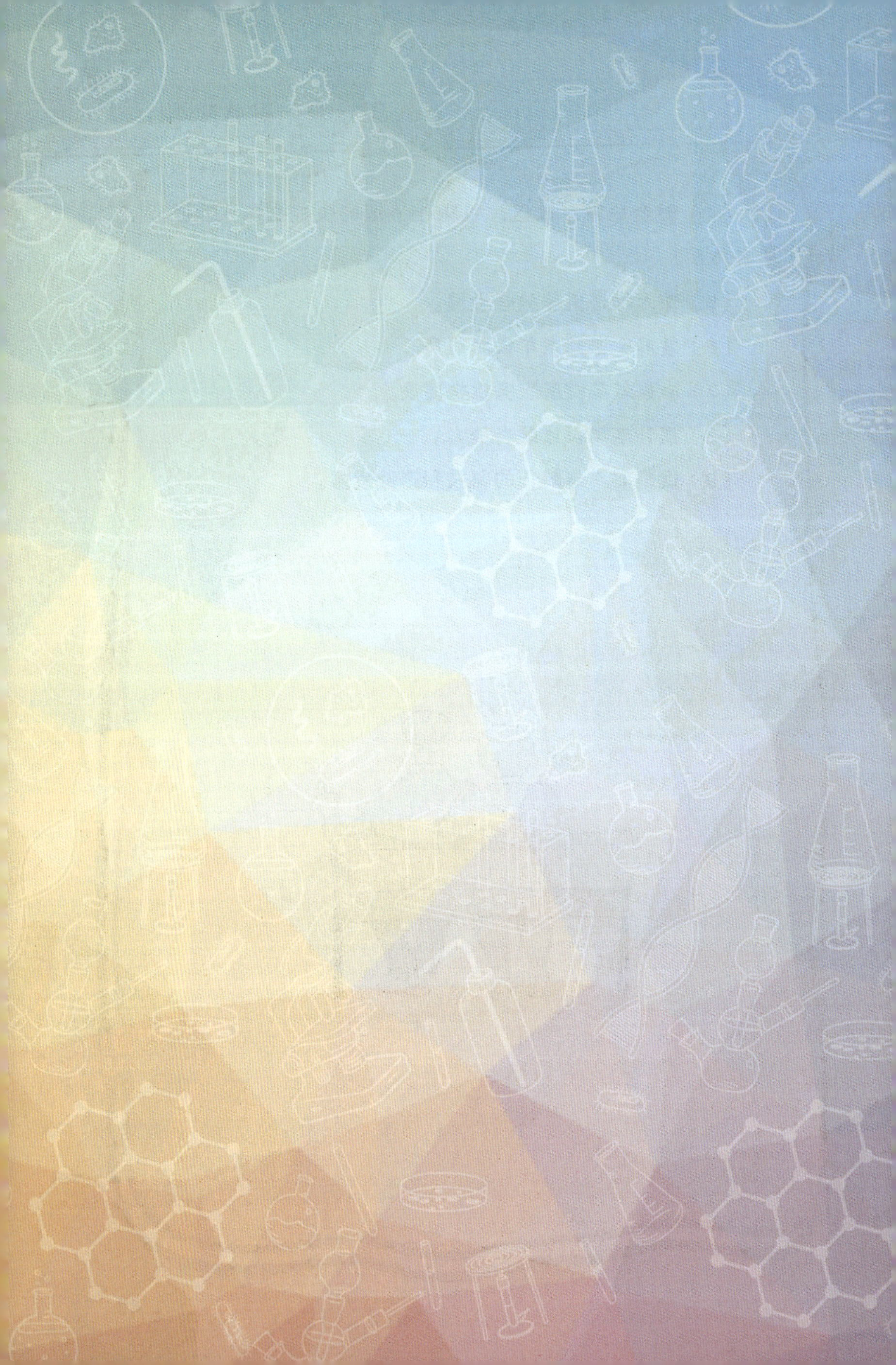

第二章
老年人常见疾病

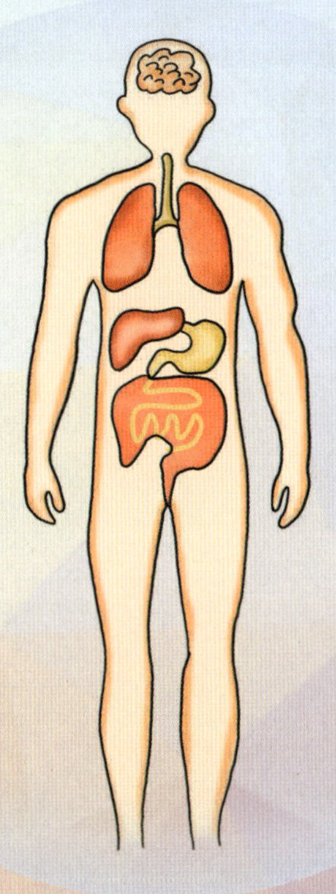

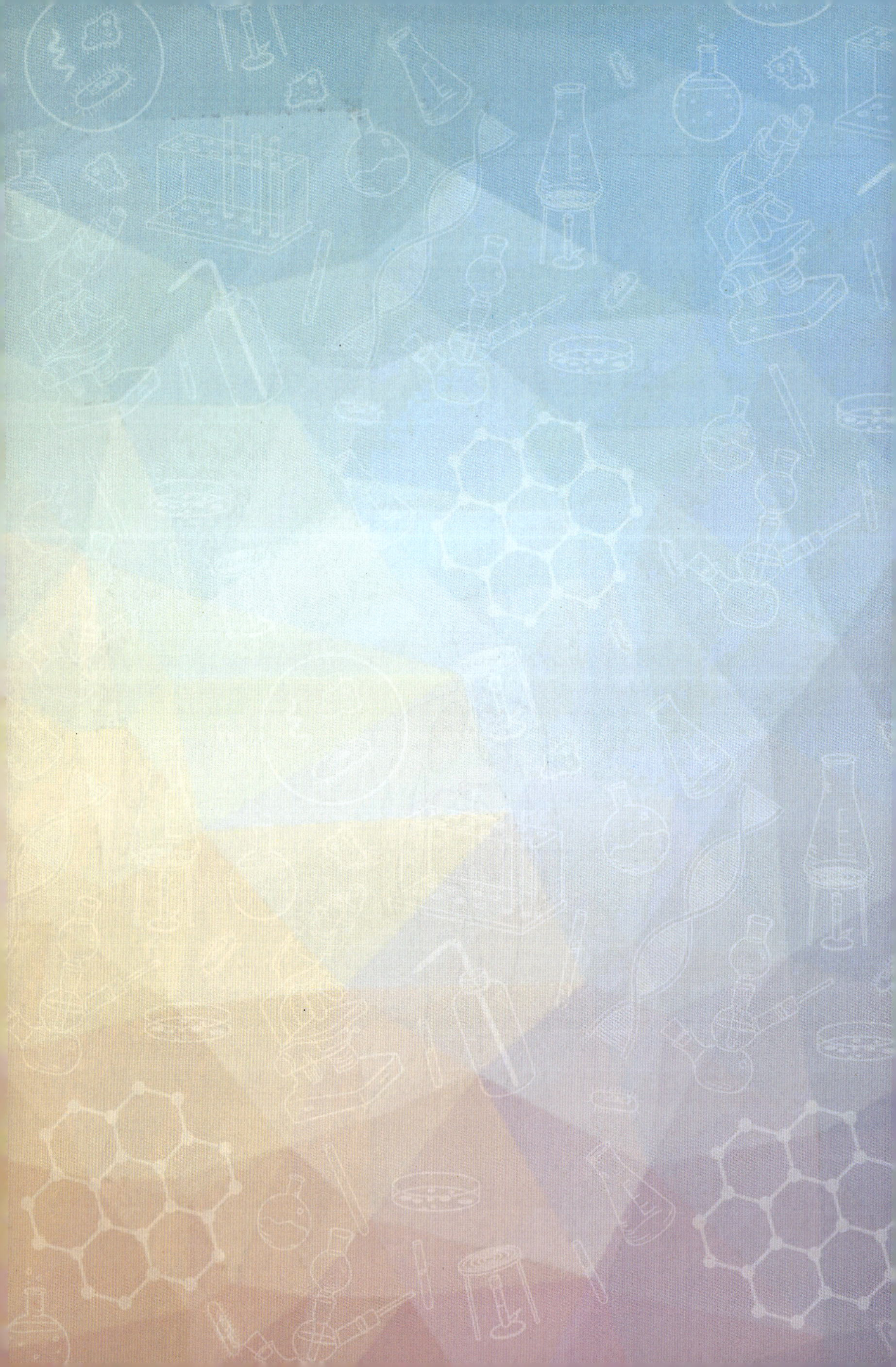

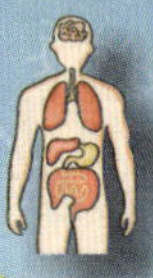

一、呼吸系统疾病

1. 老年人患呼吸系统疾病有什么特点？

老年人患呼吸系统疾病有以下特点：

（1）疾病随着年龄的增加而呈慢性迁延。

（2）症状不典型。

（3）多病共存，多与其他系统疾病互为因果。

（4）病情重，变化快。

（5）病程长，预后不佳。

2. 老年人易患呼吸系统疾病的病理生理基础是什么？

老年人易患呼吸系统疾病的病理生理基础有以下几点：

（1）呼吸道组织结构退行性变：脊柱退行性变和骨质疏松导致桶状胸；膈肌退行性变及吸气时膈肌活动受限导致呼吸肌退化；肺泡壁弹性差导致老年性肺气肿；支气管

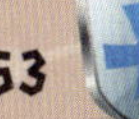

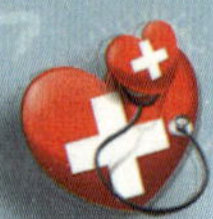

黏膜细胞损伤及杯状细胞数量增加。

（2）肺功能退化：肺通气及换气功能下降。

（3）免疫力下降。

（4）口咽部细菌增殖增多。

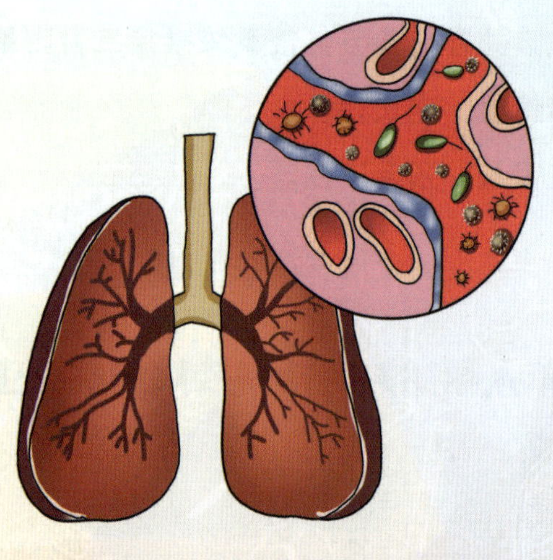

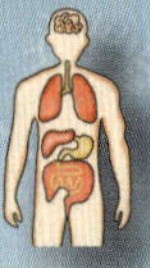

（一）老年肺炎

1. 老年肺炎的定义是什么？

肺炎是指由病原微生物、理化因素、免疫损伤以及药物引起的终末气道、肺泡和肺间质的炎症，可发生于任何群体和个体。老年肺炎特指65岁及以上的个体或群体罹患肺实质的炎症，是老年人的常见疾病。

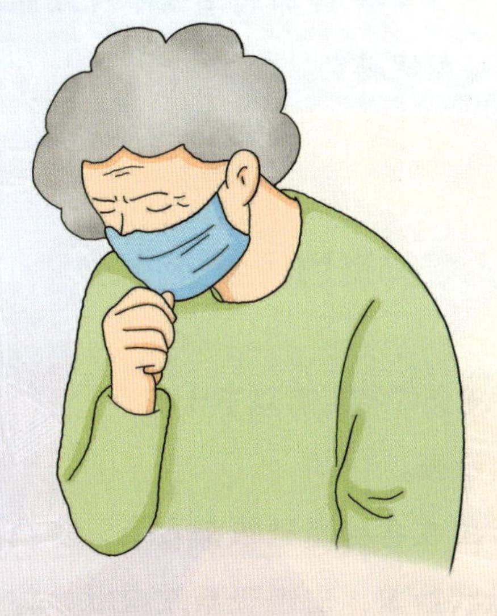

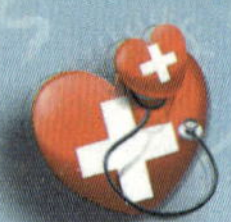

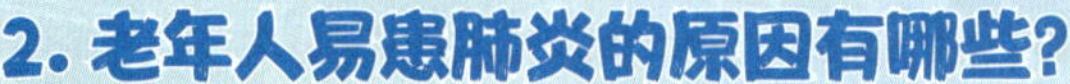

2. 老年人易患肺炎的原因有哪些?

老年人易患肺炎的原因有以下三点:

(1)肺组织结构改变。老年人咳嗽及吞咽反射减退,呼吸道纤毛运动功能退化,清除病原体的能力下降;肺泡表面积逐渐减小,肺功能下降,易出现呼吸衰竭。

(2)合并多种基础疾病。吸烟或慢性阻塞性肺疾病导致肺损伤的,常合并心脑血管疾病、糖尿病等多种基础疾病。

(3)老年人吞咽功能下降、心脑血管疾病引起的肢体活动受限及吞咽障碍、贲门功能障碍等,都会导致其易发生吸入性肺炎;老年人因口腔清洁不彻底而导致口腔细菌定植增多,也易引起肺炎。

3. 老年人患肺炎的特点是什么?

老年人患肺炎的特点有以下十点:

(1)起病隐匿。

(2)多发生在各种基础疾病之上,多病共存,常表现为基础疾病症状加重,而呼吸系统症状、体征不典型,呼吸频率可加快。

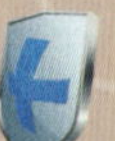

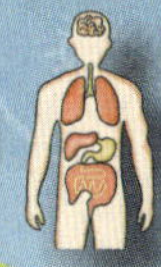

（3）心动过速或消化系统症状、中枢神经系统症状（如意识障碍、表情淡漠）等呼吸系统以外的症状掩盖了呼吸系统的主要症状。

（4）高龄老年患者可出现尿失禁、精神恍惚、不想活动、跌倒、生活能力下降等一项或多项表现。

（5）通常缺乏典型的肺实变体征。

（6）可无畏寒、发热症状。

（7）菌血症较常见。

（8）可出现反复肺部感染，可继发于呼吸道肿瘤。

（9）易产生真菌感染及多重耐药菌。

（10）易发生重症肺炎、系统性炎症反应综合征及多器官功能障碍综合征，预后差。

4. 老年肺炎的诊断标准是什么？

以下（1）至（4）项中任何一项加第（5）项，并排除肺结核、肺部肿瘤、非感染性肺间质性疾病、肺水肿、肺不张、肺栓塞、肺嗜酸性粒细胞浸润症及肺血管炎等后可建立临床诊断。

（1）新出现的咳嗽、咳痰，原有呼吸道疾病症状加重，并出现脓性痰，伴或不伴胸痛。

（2）发热。

（3）肺实变体征和（或）闻及湿啰音。

（4）白细胞计数 $>10\times10^9$/L 或 $<4\times10^9$/L。

（5）胸部 X 线检查显示片状、斑片状浸润性阴影或间质性改变，伴或不伴胸腔积液。

5. 怎样评估老年肺炎的严重程度?

评估老年肺炎的严重程度可用 CURB［C：confusion（意识障碍）；U：uremia（血尿素氮）；R：respiratory rate（呼吸频率）；B：blood pressure（血压）］-65 评分系统和肺炎严重指数（pneumonia severity index，PSI）分级系统等。其中 CURB-65 评分系统能够准确地对社区获得性肺炎患者进行危险分层。

CURB-65 评分系统

项目	评分
意识障碍	+1
呼吸频率≥30 次/min	+1
低血压（收缩压 <90 mmHg 或舒张压≤60 mmHg）	+1
血尿素氮 >7 mmol/L	+1
年龄≥65 岁	+1

注：每一项达到标准得 1 分，总分 0～1 分需门诊治疗，2 分需住院治疗，≥3 分需住重症监护室治疗。

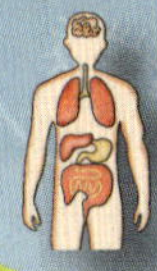

6. 老年肺炎怎样治疗？

老年肺炎的治疗方式主要有以下两种：

（1）一般治疗：纠正缺氧，采用鼻导管或面罩给氧；促进排痰，保持呼吸道通畅。

（2）抗感染治疗：根据患者发生肺炎的发病场所、年龄、基础疾病等选择合适的抗生素。

老年肺炎的治疗方式

纠正缺氧

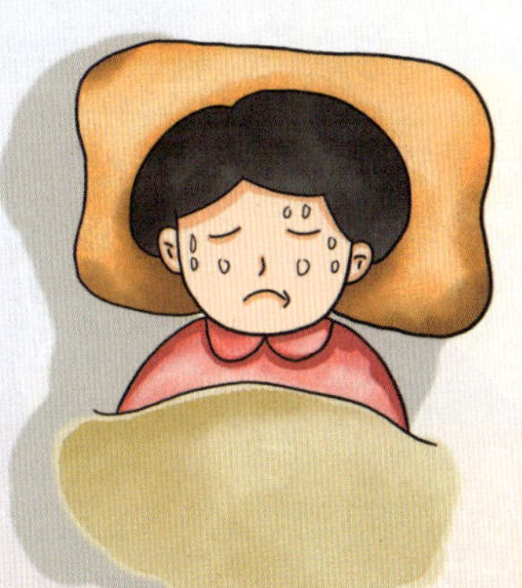

选择合适的抗生素

促进排痰

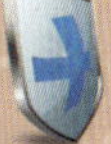

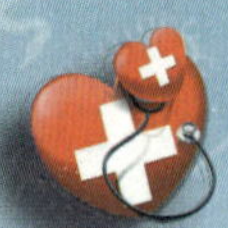

7. 老年肺炎的治疗有哪些注意事项?

老年肺炎的治疗有以下注意事项：

（1）兼顾药物有效性和安全性。早期选用广谱抗生素有助于尽快控制感染，必要时可选择联合用药，可结合痰培养和药敏试验调整抗生素用量。对于吸入性肺炎，应兼顾覆盖肠杆菌和（或）厌氧菌。

（2）在进行抗感染治疗前应常规评估患者肾功能，并以此对抗感染方案进行调整。注意抗感染的治疗时间：通常抗感染治疗时长为 7~10 天，若为特殊类型的铜绿假单胞菌感染可适当延长治疗时间。

（3）注意药物的相互作用。

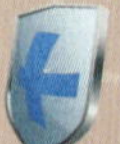

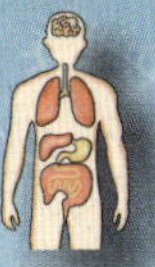

8. 老年肺炎有哪些预防措施?

老年肺炎的预防措施有以下几种：

（1）注意防寒保暖，预防受凉感冒。

（2）戒烟，保持室内通风换气。

（3）避免误吸，选择合适的进食方式及食物种类，软食优于流质食物，选取半坐位或坐位进食；注意口腔卫生及吞咽功能锻炼，促进吞咽功能恢复；等等。

（4）注射疫苗：注射疫苗可预防肺部感染，降低患者住院率等。

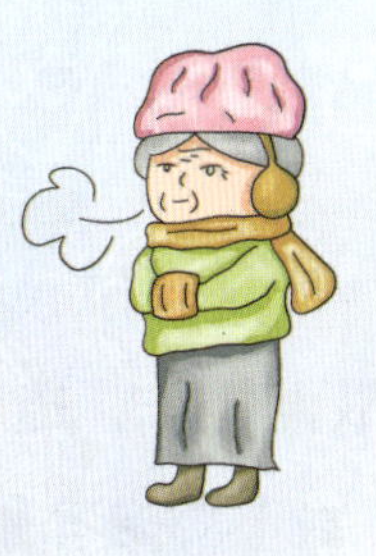

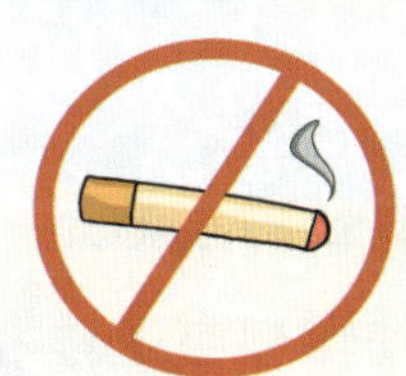

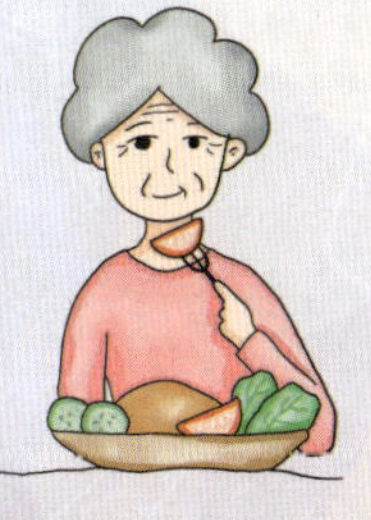

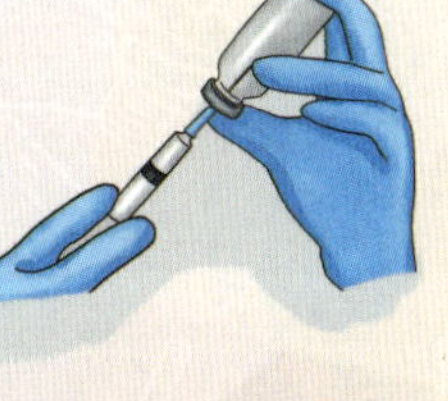

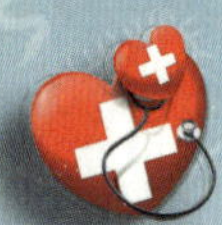

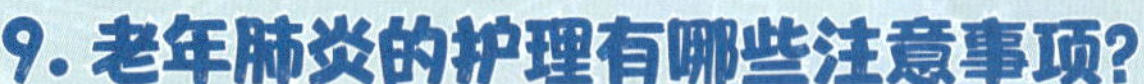

9. 老年肺炎的护理有哪些注意事项？

老年肺炎的护理有以下注意事项：

（1）创造良好的休养环境，加强室内通风。

（2）可以采取一定的措施帮助患者保持呼吸通畅。

（3）老年人呼吸系统疾病病程长、易复发，应给予老年人更多的关心，使老年人身心愉悦，以提高自身抵抗力。

（二）老年慢性阻塞性肺疾病

1. 什么是慢性阻塞性肺疾病？

慢性阻塞性肺疾病是一种常见的、可以预防和治疗的疾病，以持续性呼吸道症状和气流受限为特征，通常因明显暴露于有害颗粒或气体导致气道和（或）肺泡异常引起。老年人是慢性阻塞性肺疾病的高发人群。

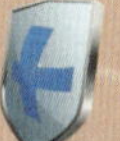

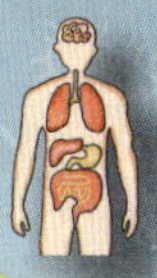

2. 老年慢性阻塞性肺疾病的病理基础是什么?

老年人呼吸系统老化，主要表现为肺组织弹力纤维减少、肺泡腔扩大，呈现“老年性肺气肿”改变，肺组织弹性回缩力降低和对小气道的牵张力减弱；呼吸肌肌力减退和胸廓的顺应性降低，肺通气功能下降，第1秒用力呼气容积（forced expiratory volume in first second，FEV_1）、用力肺活量（forced vital capacity，FVC）以及二者的比值（FEV_1/FVC）下降，残气容积（residual volume，RV）和功能残气量（functional residual capacity，FRC）增加。老年人肺毛细血管床和肺血流量减少，弥散功能也减退，肺功能受损时更为显著。这些都是老年慢性阻塞性肺疾病的病理基础。

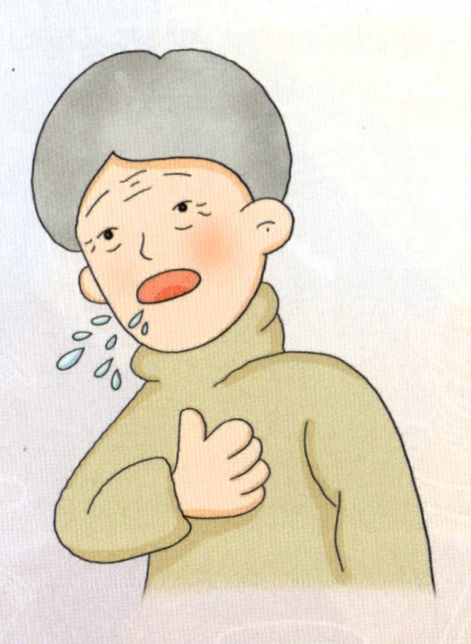

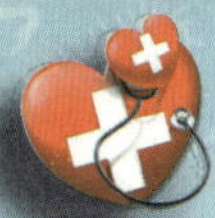

3. 老年慢性阻塞性肺疾病的危险因素有哪些?

老年慢性阻塞性肺疾病的危险因素见下表:

老年慢性阻塞性肺疾病的危险因素

分类	重要危险因素	可能危险因素
环境因素	吸烟、接触职业粉尘及有毒有害化学气体、接触生物燃料、长期被动吸烟、长期居住在空气污染严重地区	肺发育不良、低出生体重、婴幼儿时期反复下呼吸道感染
宿主因素	α_1-抗胰蛋白酶缺乏	气道高反应性、直系亲属有慢性阻塞性肺疾病史

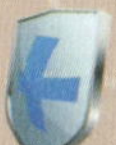

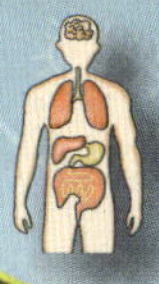

4. 老年慢性阻塞性肺疾病怎么诊断?

《2020 年中国老年慢性阻塞性肺疾病临床诊治实践指南》中提出慢性阻塞性肺疾病的诊断标准为：长期吸烟，活动后气促，反复下呼吸道感染，以及有粉尘接触史的群体，其肺功能检查存在气流受限并经鉴别诊断排除其他疾病后即可确诊。

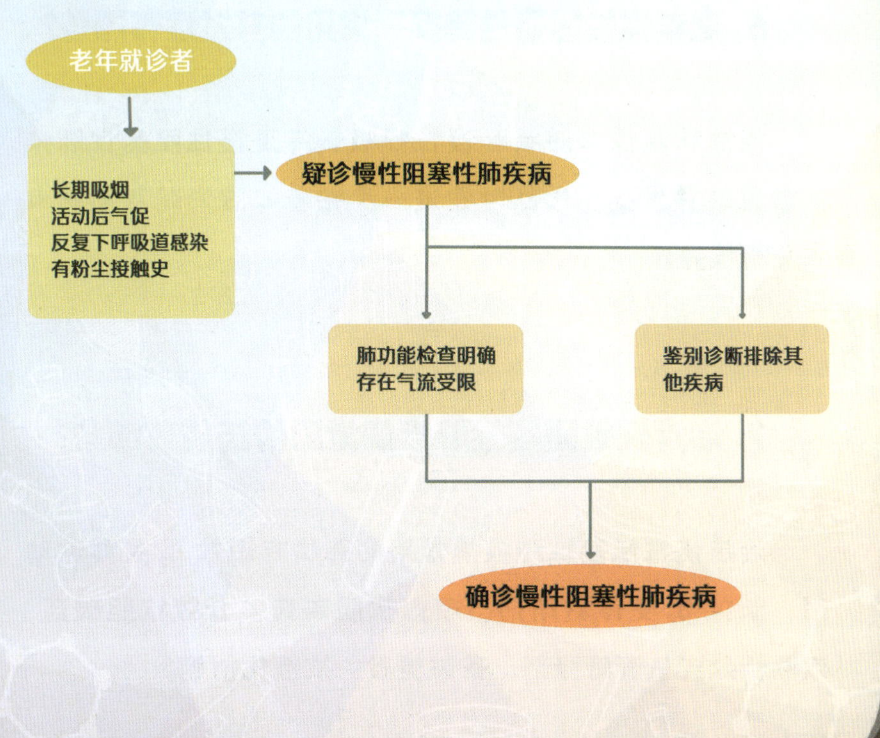

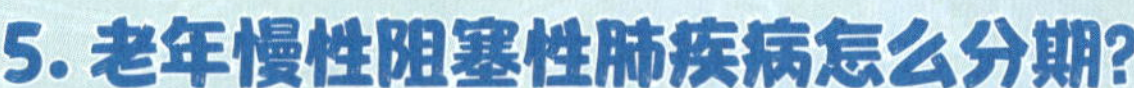

5. 老年慢性阻塞性肺疾病怎么分期?

老年慢性阻塞性肺疾病的分期:

(1)急性加重期:咳嗽、咳痰、气短和(或)喘息加重、痰量增多、呼吸道症状加重,可有发热表现。

(2)稳定期:咳嗽、咳痰和气短等症状稳定或症状轻微,病情基本恢复到急性加重前的状态。

6. 老年慢性阻塞性肺疾病常见的并发症有哪些?

慢性肺源性心脏病和慢性呼吸衰竭是慢性阻塞性肺疾病常见的并发症,诊断时需进一步完善心脏彩超及动脉血气分析检查。

7. 治疗慢性阻塞性肺疾病常用的药物有哪些?

治疗慢性阻塞性肺疾病常用的药物有短效 β_2 受体激动剂、长效 β_2 受体激动剂、短效抗胆碱药、长效抗胆碱药、双联长效支气管舒张剂、茶碱类药、抗氧化剂等。

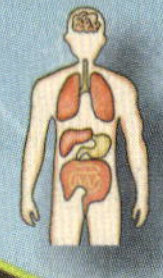

8. 老年慢性阻塞性肺疾病的治疗需注意什么？

遵循个体化治疗原则，结合疾病严重程度、急性加重风险、合并症、肝肾功能、药物的不良反应等权衡利弊制订个体化治疗方案。慢性阻塞性肺疾病稳定期不推荐长期口服激素。需注意老年人的肝肾功能减退对慢性阻塞性肺疾病治疗的影响。

9. 慢性阻塞性肺疾病稳定期的非药物治疗方式有哪些？

慢性阻塞性肺疾病稳定期的非药物治疗方式有以下几种：

（1）健康教育：鼓励老年人在日常生活中更好地管理自身疾病，通过提高患者自我疾病管理能力改善治疗依从性和预后。

（2）减少危险因素暴露：戒烟。

（3）疫苗接种：规律接种流感疫苗可降低急性加重和严重并发症发生率。

（4）氧疗：建议有氧疗指征的慢性阻塞性肺疾病患者进行长期家庭氧疗，每天 15 h 以上。

（5）合并阻塞性睡眠呼吸暂停的老年人，夜间可进行

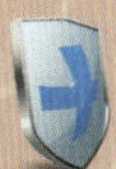

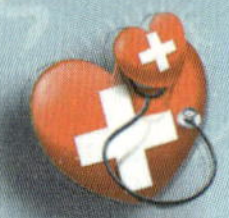

正压通气，有明显高碳酸血症者白天可考虑无创通气支持治疗。

（6）手术与支气管镜介入治疗：采用外科手术或支气管镜下肺减容术治疗；极重度慢性阻塞性肺疾病患者，若BODE评分7~10分，则不适合行肺减容术治疗，可考虑进行肺移植。

（7）营养支持：慢性阻塞性肺疾病患者的身体因长期慢性缺氧而处于应激和高分解状态，因此患者可多摄入高蛋白、低碳水化合物食物。

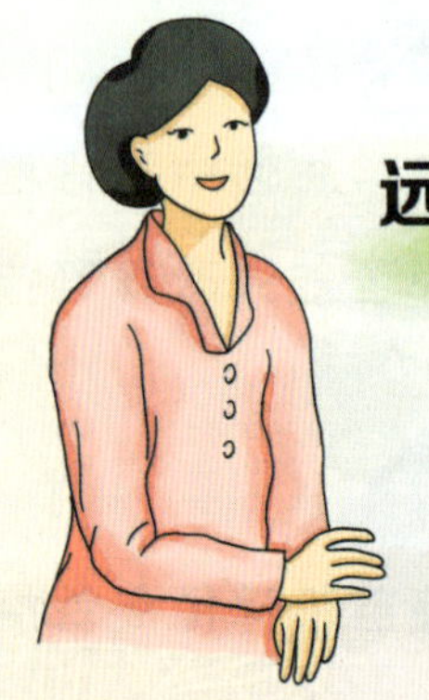

远离慢性阻塞性肺疾病

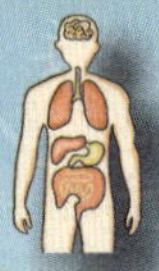

（三）睡眠呼吸暂停综合征

1. 什么是睡眠呼吸暂停综合征?

睡眠呼吸暂停综合征是以睡眠状态下发生呼吸暂停、睡眠打鼾和（或）低通气等异常呼吸事件为特征的临床综合征。

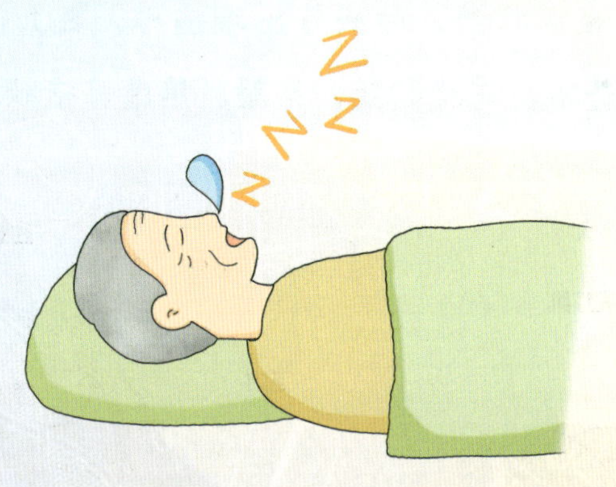

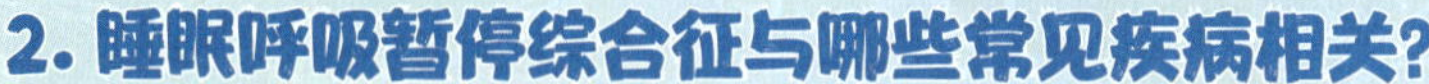

2. 睡眠呼吸暂停综合征与哪些常见疾病相关?

睡眠呼吸暂停综合征与高血压、急性心肌梗死等心脑血管疾病，阿尔茨海默病、脑卒中等神经系统疾病，以及代谢异常、呼吸系统疾病等多种慢性病直接相关，严重时可导致猝死。

3. 睡眠呼吸暂停综合征有哪些表现?

睡眠呼吸暂停综合征表现为睡眠打鼾、呼吸暂停、睡眠时多动、夜尿频繁，白天可出现疲倦、乏力、注意力不集中、头昏头痛、性格改变、易怒、焦虑等症状。

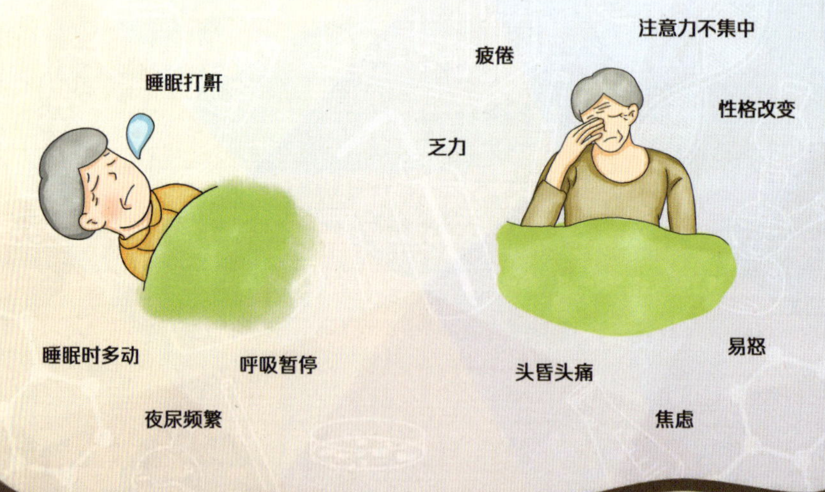

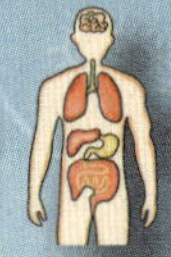

4. 睡眠呼吸暂停综合征有哪些类型?

根据多导睡眠监测结果可将睡眠呼吸暂停综合征分为阻塞性睡眠呼吸暂停与中枢性睡眠呼吸暂停。

阻塞性睡眠呼吸暂停指睡眠过程中发生的完全性上气道阻塞或部分性上气道阻塞并伴有打鼾、睡眠结构紊乱，可由扁桃体肥大、腺样体肥大、鼻中隔偏曲、肥胖、鼻息肉等引起。

中枢性睡眠呼吸暂停指睡眠中呼吸暂停时口和鼻气流，以及胸、腹呼吸运动同时停止，可伴陈一施呼吸（指呼吸逐渐减弱以至停业和逐渐增强两者交替出现，常继发于血管性、肿瘤性、创伤性损伤所造成的脑干损伤等）。

5. 引发老年人睡眠呼吸暂停的危险因素有哪些?

引发老年人睡眠呼吸暂停的危险因素有以下几种：

（1）年龄：随着年龄增长，人体咽部肌肉张力减弱、呼吸调节功能不稳定。

（2）性别：男性发病率高于女性，绝经后的老年女性发病率增加。

（3）家族史。

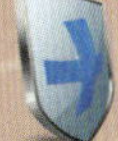

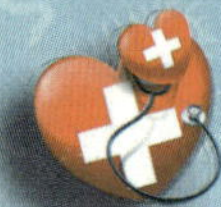

（4）长期吸烟。

（5）肥胖：BMI≥28 kg/m^2。

（6）上气道解剖异常：可包括鼻中隔偏曲、鼻甲肥大、鼻息肉及鼻部肿瘤等，以及扁桃体肥大、咽腔狭窄、舌体肥大、舌根后坠、下颌后缩、小颌畸形等。

（7）颞下颌关节紊乱症。

（8）老年衰弱。

（9）长期大量饮酒、服用镇静催眠类或肌松类药物。

（10）肺部疾病。

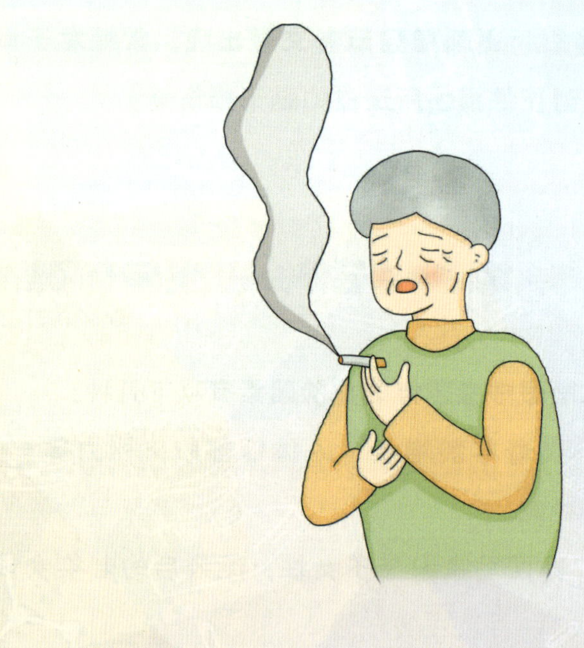

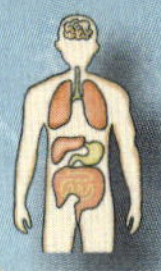

6. 老年睡眠呼吸暂停综合征如何诊断?

详细问诊：睡眠记录、有无服用处方药、是否饮酒、认知功能是否减退、性格是否改变。

检查：大于 7 h 的多导睡眠呼吸监测或家庭睡眠呼吸暂停监测。

诊断：满足下述 [（1）+（2）] 或（3）可诊断。

（1）出现以下至少 1 项：①患者主诉为困倦、非恢复性睡眠、乏力或失眠；②因憋气或喘息从睡眠中醒来；③同住人报告存在习惯性打鼾、呼吸中断或二者皆有；④已确诊高血压、认知功能障碍、冠心病、心脑血管疾病、充血性心力衰竭等。

（2）多导睡眠呼吸监测中每小时睡眠期间发生以阻塞型为主的呼吸事件 ≥5 次。

（3）多导睡眠呼吸监测中每小时睡眠期间发生以阻塞型为主的呼吸事件 ≥15 次。

7. 老年睡眠呼吸暂停综合征病情如何分度?

根据临床症状、合并症、呼吸暂停低通气指数（apnea-hypopnea index，AHI）及夜间动脉血氧饱和度（SaO_2）等实验室检查指标进行分度，一般分为轻度、中度和重度。

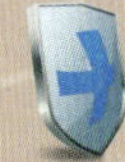

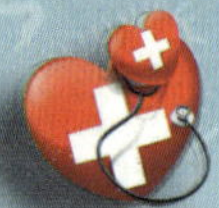

8. 老年睡眠呼吸暂停综合征需要与哪些疾病进行区分?

老年睡眠呼吸暂停综合征需要与以下疾病进行区分：

（1）单纯鼾症：（AHI）<5 次/h，日间无症状。

（2）上气道阻力综合征。

（3）肥胖低通气综合征：过度肥胖（BMI>30 kg/m^2）。

（4）睡眠相关肺泡低通气。

（5）发作性睡病。

（6）不宁腿综合征和睡眠周期性肢体运动障碍。

（7）惊恐发作。

（8）药物或其他物质所致的嗜睡。

（9）昼夜节律紊乱。

（10）快速眼动睡眠行为障碍。

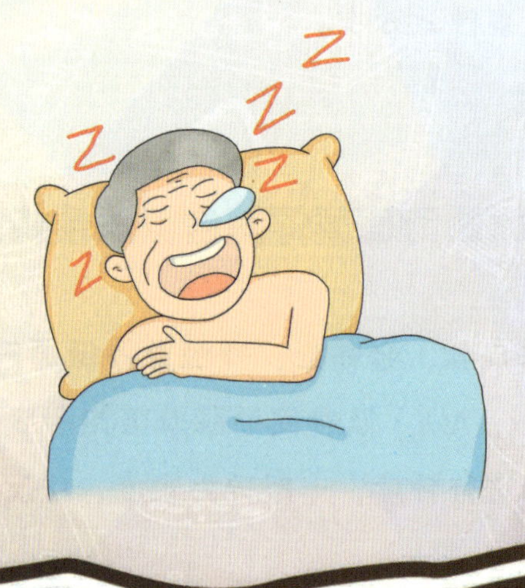

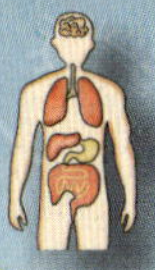

9. 老年睡眠呼吸暂停综合征常与哪些疾病并发？

老年睡眠呼吸暂停综合征常引起高血压、脑卒中、慢性阻塞性肺疾病、认知功能损伤、阿尔茨海默病、帕金森病、癫痫，并与上述疾病相互影响。

10. 老年睡眠呼吸暂停综合征怎么治疗？

老年睡眠呼吸暂停综合征可通过体重管理、改变睡眠体位、戒烟、戒酒预防治疗；若有上气道阻塞，可进行病因治疗，如采取无创气道正压通气治疗、外科手术治疗等。

二、神经系统疾病

（一）脑血管疾病

1. 脑卒中是什么？

脑卒中为急性脑血管疾病，是脑部血管病变导致血液灌注异常，进而引起脑组织损伤的一组疾病，主要包括缺血性脑卒中（短暂性脑缺血发作、脑梗死等）、出血性脑卒中（脑出血、蛛网膜下腔出血等）。脑卒中是导致人类残疾和死亡的主要疾病之一。急性缺血性脑卒中患者约占全部脑卒中患者的 80%。

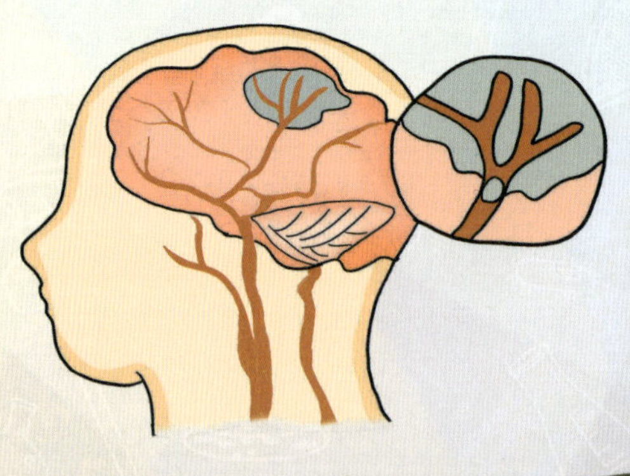

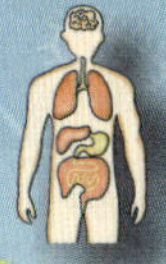

2. 引发脑卒中的危险因素有哪些?

高血压、糖尿病、高血脂均与脑卒中发生相关，其他生活饮食习惯如高盐高脂饮食、吸烟、饮酒、缺乏体育锻炼等都已被证实是引发脑卒中的危险因素。

3. 什么是脑梗死?

脑梗死是指各种原因导致脑部血液循环障碍，脑部缺血、缺氧，使局限性脑组织缺血性坏死或软化，进而出现相应神经功能缺损的一类临床综合征。

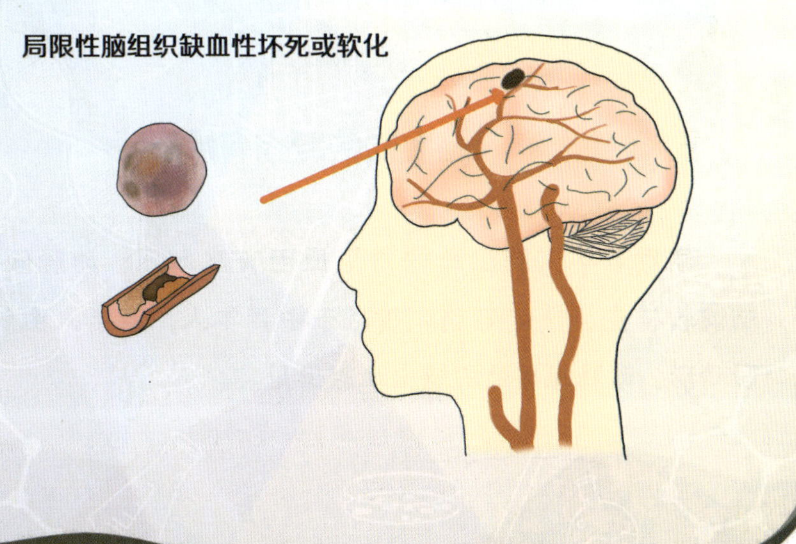

4. 脑梗死如何分型?

根据病因，脑梗死可分为不同类型，最常用的是 TOAST 分型，可分以下五种类型：大动脉粥样硬化型、心源性脑栓塞型、小动脉闭塞型、其他原因导致的缺血性脑卒中、不明原因的缺血性脑卒中。

5. 什么是脑出血?

脑出血是指非外伤性脑实质内血管破裂引起的出血。脑出血最常见的病因为高血压合并细小动脉硬化，脑出血最常见的部位为基底节区。

6. 导致老年人脑出血的原因有哪些?

导致老年人脑出血的常见原因有高血压、动脉硬化、脑淀粉样变、情绪激动。相对于中青年人，老年人由脑动脉畸形、动脉瘤导致的脑出血较少见。

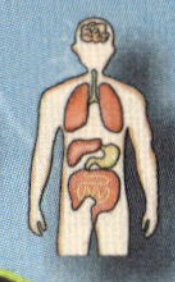

7. 怎样快速识别脑卒中？

快速识别脑卒中是脑卒中救治的第一步。根据“FAST口诀”可对脑卒中进行快速识别并迅速求助。

F（脸）：指面部表情瘫痪，口角歪斜。

A（手臂）：无法顺利举起单手或双手，或者单手或双手无力、麻木而动弹不得。

S（语言）：说不出话，或者说话含糊不清。

T（时间）：时间就是生命，一旦出现以上突发症状，应立即拨打120急救电话迅速求助，送至附近有脑卒中救治能力的医疗机构。

F　A　S　T

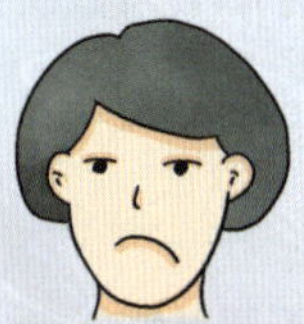

面部表情瘫痪，口角歪斜

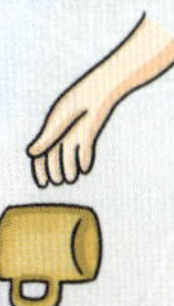

无法顺利举起单手或双手，或者单手或双手无力、麻木而动弹不得

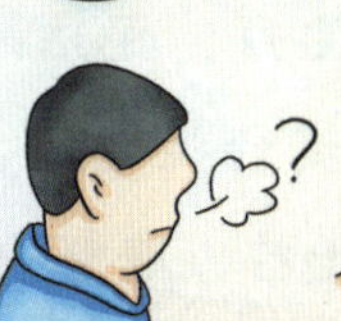

说不出话，或者说话含糊不清

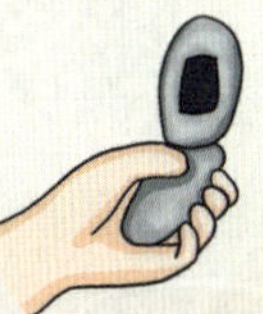

迅速求助

8. 怎样进行脑卒中的诊断?

脑卒中的诊断包括以下方面：根据病史，如突发的口角歪斜、肢体无力、言语含糊、头痛、意识障碍等诊断；根据体格检查有神经系统缺失体征诊断；头颅 CT 检查可快速、准确确定脑出血部位、出血量、占位效应；头颅 MRI 对脑梗死敏感性高；脑血管 320CTA、CTP 或脑血管造影可明确血管闭塞情况或者进行血管内进一步治疗。

9. 脑卒中的治疗方法有哪些?

（1）脑梗死。一般治疗：控制血糖在 7.7~10 mmol/L；进行血压管理，准备溶栓者，血压要小于 180/100 mmHg，避免血压过度波动。

其他治疗：包括静脉溶栓、血管内治疗、抗血小板聚集、他汀类药物治疗、抗凝治疗、降纤治疗、改善循环、神经保护治疗、康复治疗。

（2）脑出血。治疗以维持生命体征为主，必要时行血肿清除等外科手术治疗。

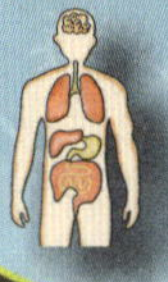

10. 脑卒中的风险因素有哪些？

脑卒中的风险因素主要有以下 8 项：高血压病史（血压＞140/90 mmHg），或正在服用降压药；心房颤动和心脏瓣膜病；吸烟；血脂异常或未知；糖尿病；很少进行体育运动（体育运动的标准是每周运动≥3 次、每次≥30 min、持续时间超过 1 年）；肥胖（BMI≥26 kg/m^2）；有脑卒中家族史。

脑卒中风险评估卡

脑卒中风险因素	高危
高血压	血压＞140/90 mmHg
心房颤动	心律不齐
吸烟	有
血脂异常	胆固醇＞240 mmol/L
糖尿病	有
体育运动	很少运动
体重	肥胖（BMI≥26 kg/m^2）
脑卒中家庭史	有

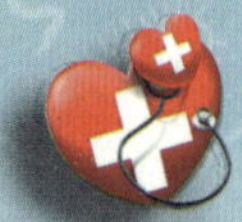

11. 哪些人需要进行脑卒中高危筛查？筛查项目有哪些？

原则上，年龄超过40岁的人都需要进行脑卒中高危筛查。筛查项目主要包括既往心脑血管病史、血生化检查、神经系统检查、颈动脉超声检查及经颅多普勒检查等。

12. 哪些生活方式可以预防脑卒中？

在控制血压、血脂、血糖及相关危险因素的同时，注意合理膳食，适量运动，戒烟限酒；避免久坐，避免过度劳累；老年人应防止过快改变体位，防止便秘；注意气候变化；每天饮水要充足；保持情绪平稳；定期进行健康体检，发现问题早防早治。

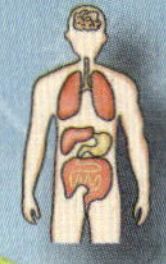

（二）认知障碍

1. 什么是痴呆?

痴呆是一种以获得性认知功能（包括记忆力、学习能力、理解力、判断力、注意力、语言能力、执行力、逻辑思维能力、计算力、定向力等）障碍为核心，导致日常生活能力、社交能力、工作能力减退的综合征。

2. 什么是轻度认知功能障碍?

轻度认知功能障碍是指患者主观和客观上存在记忆或认知损害，但其日常生活能力尚未受到明显影响，达不到痴呆的标准，是介于正常衰老和痴呆之间的一种临床状态。

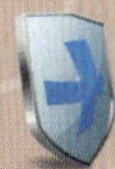

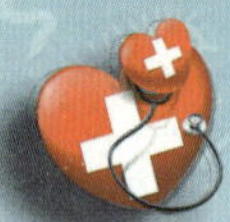

3. 痴呆可分为哪些类型?

痴呆可分为变性病和非变性病。变性病包括阿尔茨海默病、路易体痴呆、帕金森病痴呆、额颞叶变性痴呆等。非变性病包括血管性痴呆，正常颅压脑积水继发其他因素如感染、肿瘤、中毒、代谢性疾病等引起的痴呆。

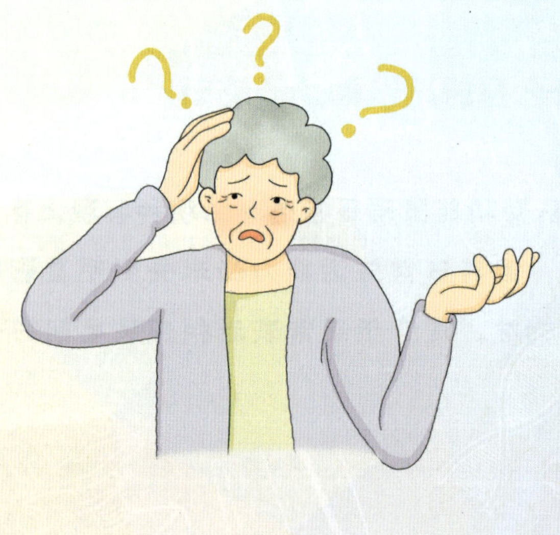

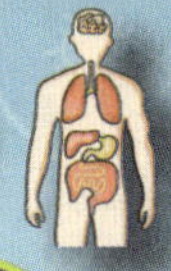

4. 什么是阿尔茨海默病?

阿尔茨海默病是老年期最常见疾病之一。随着年龄的增长，发病率逐渐增加，女性多于男性，5% 有家族史。隐匿起病，主要表现为进行性智能衰退，多伴有人格改变，症状持续加重，通常病程为 5~10 年。

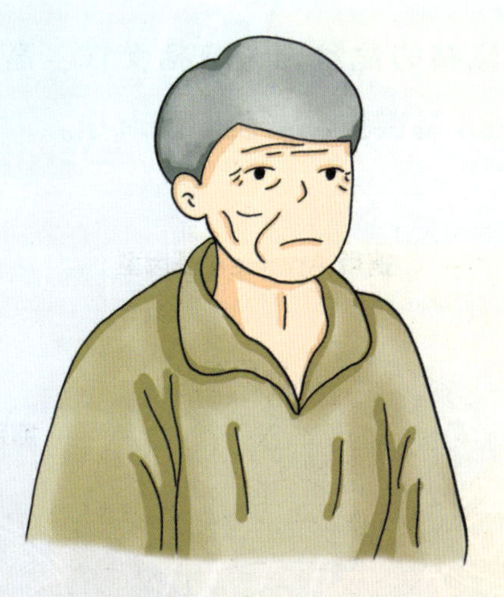

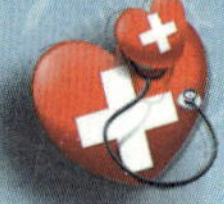

5. 什么是混合性痴呆？

混合性痴呆是一个统称，是指多种疾病导致的痴呆，主要包括阿尔茨海默病、血管性痴呆、路易体痴呆、额颞叶痴呆。当患有 2 种或 2 种以上痴呆疾病时，则认为是混合性痴呆。

6. 阿尔茨海默病有哪些危险因素？

阿尔茨海默病的危险因素包括女性、高龄、痴呆家族史、携带 ApoEε4 基因型、高胆固醇血症。

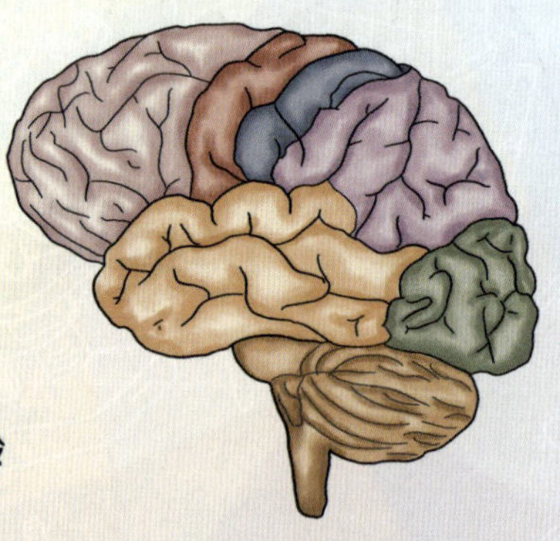

阿尔茨海默病的危险因素

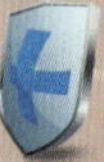

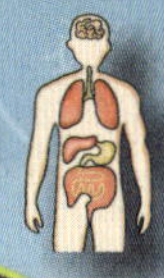

7. 阿尔茨海默病的病因有哪些?

阿尔茨海默病的病因包括一些可控因素和不可控因素。

可控因素主要包括居住环境、文化程度、婚姻状况、吸烟、高血压、高血脂、糖尿病、心脏病、脑血管病。

不可控因素多为家族病史。如果家中有患阿尔茨海默病的老年人，建议家庭其他年长成员每年体检，尽早干预。

8. 早发型阿尔茨海默病的常见症状有哪些?

早发型阿尔茨海默病可能以情绪障碍为首发症状，可表现为无缘无故地情绪涨落，性格变得易怒、抑郁等；其次，不能完成熟悉的动作，如平时熟悉的家务现在做起来却困难重重；最后，记忆力下降，尤其是对近期事物的遗忘。

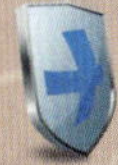

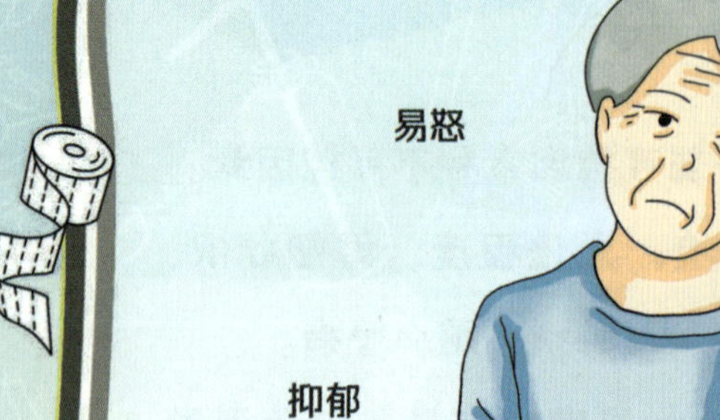

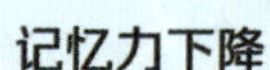

早发型阿尔茨海默病的常见症状

9. 认知功能评估量表有哪些?

认知功能评估量表主要有简易精神状态量表、蒙特利尔认知评估量表，以及简易精神状态、记忆力、执行能力、语言能力、视空间能力、计算力评估量表。

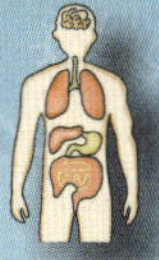

10. 治疗痴呆的药物有哪些?

治疗阿尔茨海默病的药物有胆碱酯酶抑制剂（多奈哌齐、卡巴拉汀、加兰他敏、石杉碱）、谷氨酸受体拮抗剂（美金刚）、中药等。

治疗血管性痴呆推荐用药为胆碱酯酶抑制剂、谷氨酸受体拮抗剂，其他还有丁苯酞、脑活素、小牛血去蛋白提取物和尼莫地平等。

11. 痴呆的预防及干预方法有哪些?

痴呆的预防方法：做有氧运动、调整饮食为地中海饮食（即富含豆类、全谷类、坚果、红酒、鱼类等食物的饮食）、维持社交活动、保证充足的睡眠。

血管性痴呆患者需要控制好以下几个重要危险因素：肥胖、高血压、糖尿病、高胆固醇血症和心血管疾病等。

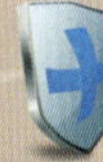

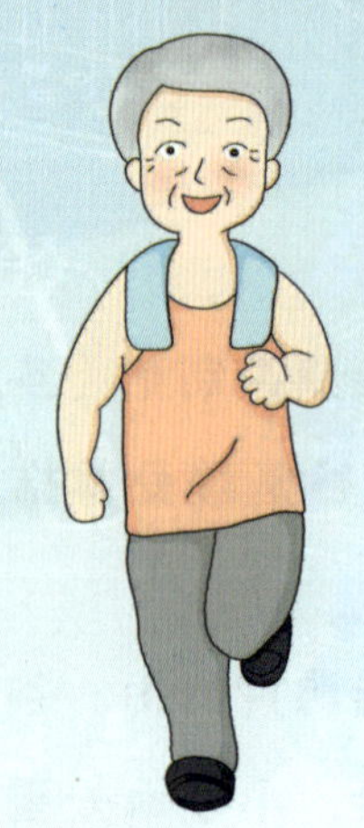

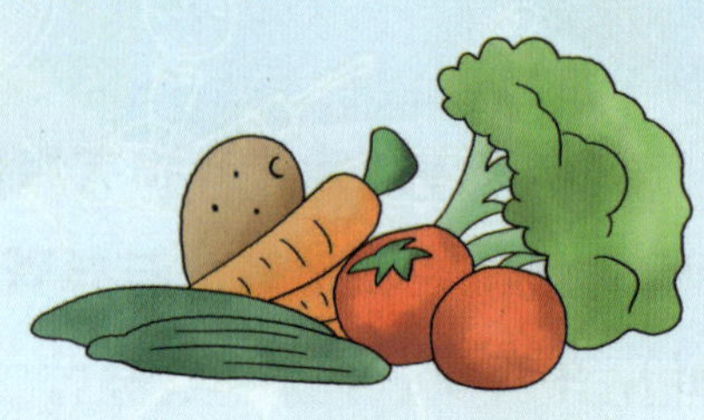

12. 女性如何预防阿尔茨海默病?

女性比男性更容易罹患阿尔茨海默病，主要预防措施：积极治疗高血压和糖尿病，经常锻炼，避免吸烟和过度饮酒，接受教育，不断学习，改善饮食，加强社交，治疗听力障碍，利用清单、笔记和警报器等提醒自己。

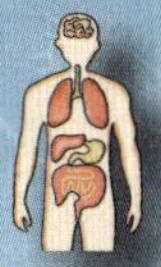

13. 阿尔茨海默病的日常护理需要注意哪些事项?

阿尔茨海默病的日常护理需要注意以下事项:

(1)正确用药:遵医嘱规律、合理地使用改善认知的药物。

(2)营养支持:通过补充富含维生素、脂肪酸、矿物质的食物,如鱼油、海产品等,可以维持老年人的记忆力和理解能力。可将冰箱已有的食品品种记在便签纸上,避免购买重复的食物。

(3)家庭及社会应鼓励老年人培养新的兴趣爱好、多参加集体活动,家属也要多关心和帮助老年人,多倾听他们的心声。

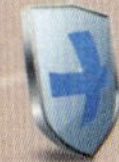

（4）定期监测血压、血糖、血脂，积极治疗基础疾病，避免病情恶化。

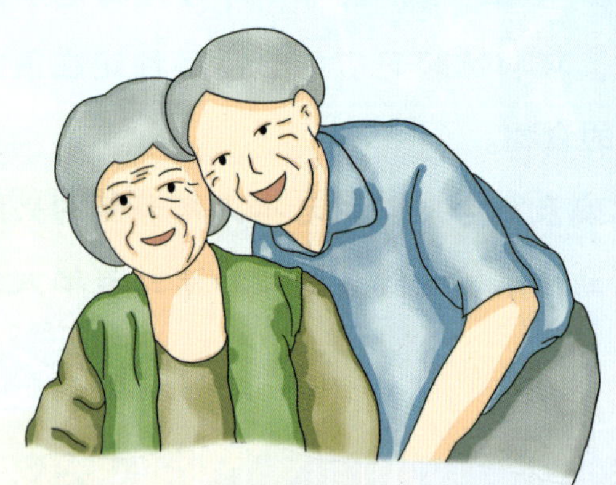

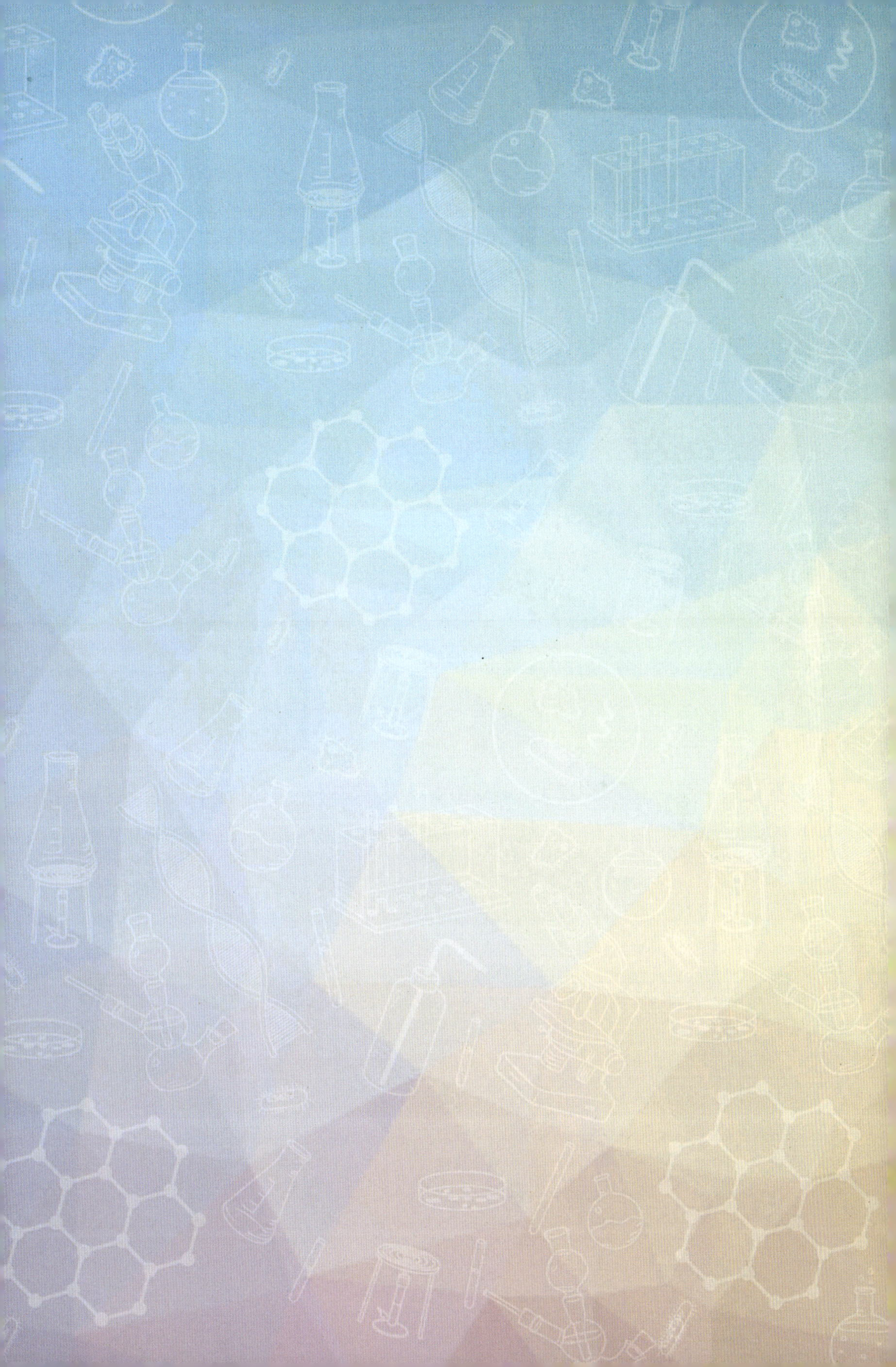

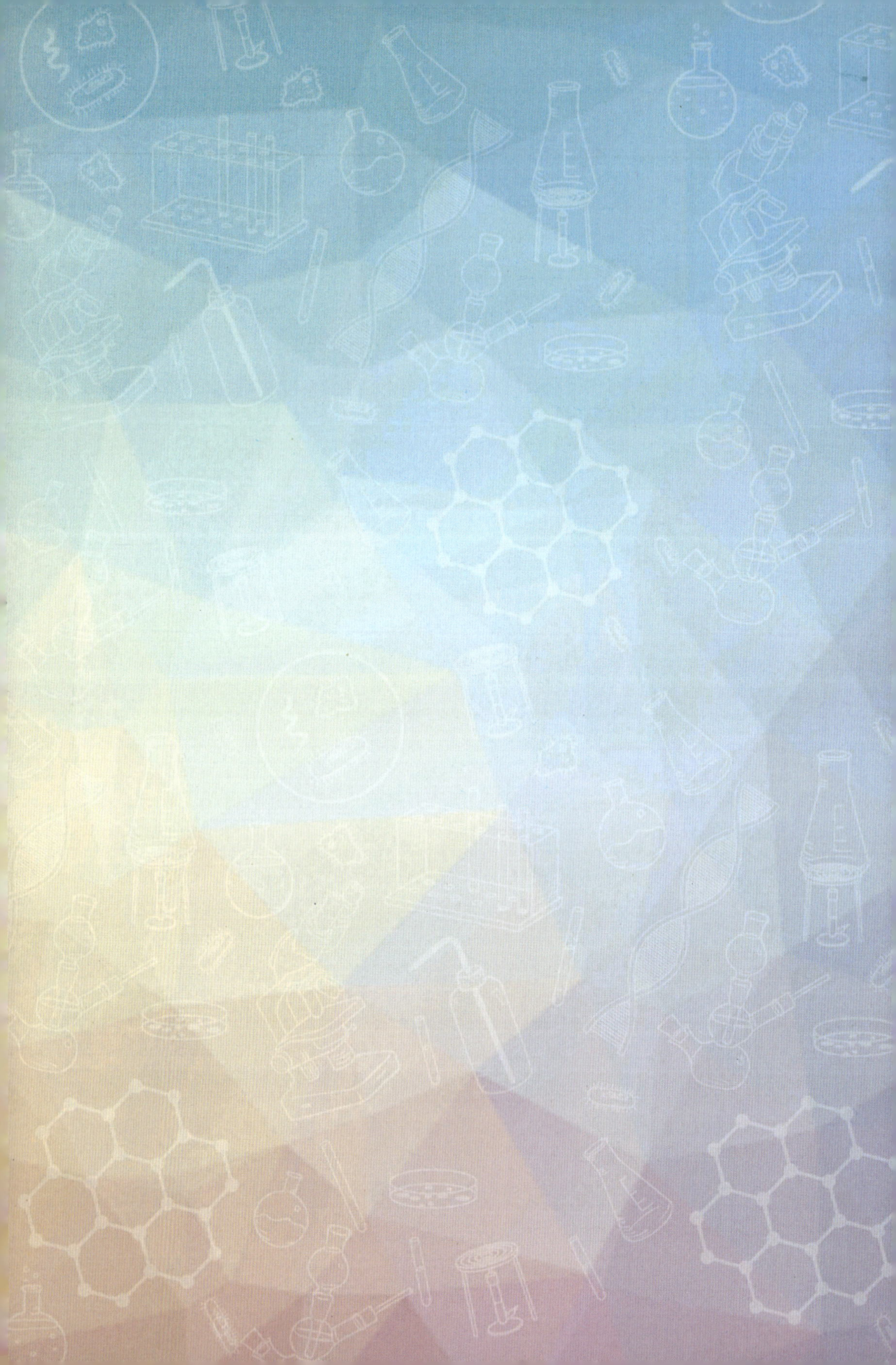